吴阶平医学基金会培训项目

Manual of Endourology
Ureteroscopy

泌尿外科内镜与微创技术图解

输尿管镜篇

主编　张弋

U0207219

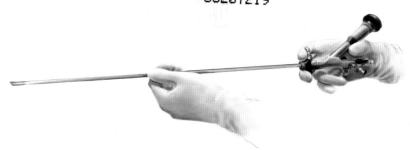

中国健康传媒集团
中国医药科技出版社

内 容 提 要

　　本书为"泌尿外科内镜与微创技术图解"丛书之一，包括输尿管镜及其器械设备、输尿管镜的术前准备、输尿管镜的操作详解以及输尿管镜的术后处理、并发症及对策等内容。全书主要以原创绘图呈现内镜技能，注重操作关键步骤和手法等细节，介绍了泌尿内镜专科医师日常工作的基本知识和基本技能，图文并茂，内容具有基础性、专业性、指导性及可操作性等特点。本书可作为泌尿内镜专科医师应知应会的基本知识和技能的参考用书，适合广大泌尿内镜执业医师进行业务培训使用，也可供相关医务工作者参考学习。

图书在版编目（CIP）数据

　　泌尿外科内镜与微创技术图解 . 输尿管镜篇 / 张弋主编 . — 北京：中国医药科技出版社，2021.12

　　（泌尿外科内镜与微创技术图解）

　　ISBN 978–7–5214–1304–5

　　Ⅰ . ①泌… Ⅱ . ①张… Ⅲ . ①内窥镜—应用—输尿管疾病—图解
Ⅳ . ① R699.4–64

　　中国版本图书馆 CIP 数据核字（2021）第 267186 号

美术编辑　陈君杞

版式设计　也　在

出版　**中国健康传媒集团**｜中国医药科技出版社

地址　北京市海淀区文慧园北路甲 22 号

邮编　100082

电话　发行：010-62227427　邮购：010-62236938

网址　www.cmstp.com

规格　710×1000mm $^1/_{16}$

印张　8 $^1/_4$

字数　128 千字

版次　2021 年 12 月第 1 版

印次　2021 年 12 月第 1 次印刷

印刷　三河市万龙印装有限公司

经销　全国各地新华书店

书号　ISBN 978–7–5214–1304–5

定价　**79.00 元**

获取新书信息、投稿、为图书纠错，请扫码联系我们。

版权所有　盗版必究

举报电话：010-62228771

本社图书如存在印装质量问题请与本社联系调换

本书编委会

主　　编　张　弋

编　　者　张　弋（北京大学国际医院泌尿外科）

　　　　　王　刚（北京大学第一医院泌尿外科）

创意绘画　赵嘉维

封面绘画　赵　彤

序

preface

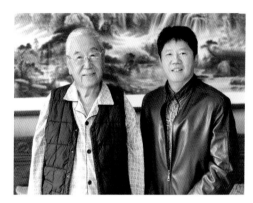

郭应禄院士与张弋教授合影

1835 年内镜之父 Antoine Jean Desormeaux 使用煤油灯作为光源，通过镜子折射光亮观察膀胱的情况，拉开了内镜发展的帷幕。泌尿外科作为外科学一个主要分支，更是得益于通过各种内镜、器械和技术，使泌尿外科医生得以"洞见"整个泌尿系统，日臻精进地开展检查、诊断和治疗。北大国际医院泌尿外科张弋教授旨在让每个泌尿外科医生掌握内镜与微创技术基本功，本人将其誉为"艺术与医学结合，易于传播推广，利于健康"之佳作。在此基础上，其又将技术进一步向整个尿路延伸，策划编写了"泌尿外科内镜与微创技术图解"丛书。

输尿管镜源于偶然，1912 年 Young 以儿童膀胱镜意外进入 2 个月大男童的上尿路，使内镜观测上尿路首次成为可能。此后随着科技进步，便开启了输尿管镜在追求影像清晰获取、光线有效传导、诊治极限触达等方面日趋完善的迭代。输尿管镜作为内镜中最纤秀的一支，宛若《孔雀东南飞》中描述的古代美女，发展至今堪称"纤纤作细步，精妙世无双"。多种输尿管镜（硬性、半硬性、软性）应用范围从输尿管中下段延伸到肾脏内部，适应证已涵盖诊断性和治疗性方面，如结石、狭窄、肿瘤、辅助其他手术等。

　　张弋教授是富于培训经验的泌尿临床一线医生，本书的编写以推广泌尿微创技术为目的，以培养临床应用型医生为宗旨，以规范技术操作为主线，涵盖全系列输尿管镜的器械设备、镜下操作、并发症和拓展应用等全面内容。"泌尿外科内镜与微创技术图解"丛书以文为"索"，以图为"引"，用国际流行的专业形式——医学绘画来表现经验丰富临床医生的操作细节、手法以及相互配合技巧，图文并茂、层次清晰，颇具实际操作指导意义，在泌尿外科著作编写中实属创新之举。丛书之《膀胱镜篇》已出版，其生动鲜活、直观透彻的培训指导模式，使众多临床医生获益匪浅；《输尿管镜篇》是技术的进一步进阶，给读者带来更多的呈现。

　　中国古典名著《红楼梦·第五回》贾宝玉神游太虚境所见之高悬对联："世事洞明皆学问，人情练达即文章。"本人将其演绎为"世事洞见皆学问，图文练达即精华"，以此表达本人作为专注于泌尿外科教学、科研及医疗六十余年的泌尿外科医生，邂逅这样独具匠心的培训佳作的惊艳之感。能为本书作序本人倍感欣慰，也更期待以此系列书籍为载体，能将泌尿外科内镜技能培训渗透到基层医生，在医改大势下，助力更多医生踏上泌尿外科微创技术的发展之路。

中国工程院院士　　　　　郭应禄
2021 年 7 月于北京

前　言

外科微创技术在 21 世纪迅速崛起并风靡全球，作为亲历者，编者从泌尿外科视角见证了这场风起云涌的变革。自进入临床至今已蓦然三十年，耳濡目染、身体力行，编者成为实践和领会外科领域的创新和进阶的受益者。为了推进微创技术广泛应用，在率先掌握的基础上，编者积极投身于泌尿外科微创技术规范与技能培训，自 2004 年起相继与中华医学会泌尿外科学分会、北京大学吴阶平泌尿外科医学中心、首都医科大学宣武医院等专业机构紧密协作，构建出泌尿外科内镜和微创技术全方位培训体系，并搭建了国家卫健委认可的以模拟训练为基础的培训模式，逐渐从经验成熟的医生转变为技能培训的专家。

为顺应医改发展，推动分级诊疗，实现"大病不出县"，强化基层医疗体系建设，现阶段对临床医学人才培养和技能培训提出了新要求。向基层推广先进医技仍需遵循技能培训的基本规律，包括理论学习、专业教材、名师指导（手把手）和刻意练习等重要环节。由于手把手和刻意练习受条件限制，理论学习和教材具有重要意义，尤其是初期。传统教材强调系统的解剖和操作步骤，以文字叙述为主要形式，对于初学者理解构成障碍。因此，提升手法和技巧传授的直观有效性是当务之急，亟待探究出一种更加有效的途径。

医学绘画因其重点突出、层次清晰、专业呈现的特点，得到国际顶级科研书刊的青睐，专业而唯美的医学插图成为提升科学价值的必要内容。国际上一些医学院校还开设医学插图与动画专业，医院和科研机构设有医学绘画工作室、聘用画师为临床及科研服务。医学绘画正是医学人文、医学文化、医学教育得以落地和承载的最佳载体。

"泌尿外科内镜与微创技术图解"丛书的编写，旨在避开繁复的理论知识介绍，以专业医学绘画为主线，以看图学技方式传授内镜技术。首发丛书之《膀胱镜篇》适于初入泌尿专业的专科医生、普外科住院医生、外科方向的研究生以及对微创手术有兴趣的读者。以放置导管为例，具有如下特色：

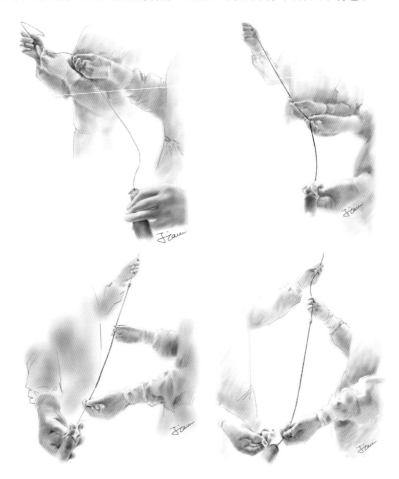

> 极简背景下纯净真实的描摹，去除一切不必要的影响。

> 规避光和影的干扰，突出主题表达的专业内涵。

> 雕琢双人手部的精细动作，映衬出脱颖而出、生动鲜活的立体感，层次丰富分明。

> 核心步骤连贯绘制、一目了然，配以文字解读，深入浅出便于掌握。

以医学绘画为呈现方式的《膀胱镜篇》一经出版迅速受到市场一致好评，这种对知识化繁为简、化难为易、化抽象为具象的专业表达博得业界高度赞誉，开启了国内临床培训教材创新升级的"里程碑"。在此基础上，专家和绘画团队又开始续写下一个重要内镜技术——《输尿管镜篇》。

输尿管镜技术是泌尿外科进阶技能，构造精细的输尿管镜在纤细柔软的输尿管中通过或治疗，无论是器械设备还是操作技能都更加严格，对提纲挈领的专业描述和直观透彻的精髓展示也提出了更高要求。《输尿管镜篇》的编纂工作仍延续以北京泌尿结石沙龙为主的资深医学专家，依托多年临床和培训经验提炼结晶，协同原班国内专业画家和英国格拉斯哥大学绘画系团队，倾情打磨梳理超百余幅原创绘图进行诠释，再次为读者带来精美的学术盛宴。

本书的成功编写离不开各位前辈、老师、同道和同事，他们是北京大学泌尿外科研究所郭应禄、张晓春、王刚等；北京大学吴阶平泌尿外科医学中心那彦群、李宁忱、金石华、王刚、晋连超、孙国锋等；首都医科大学宣武医院贾建国、李大蓉、孙玉成、王健、李进等；北京大学国际医院林燕丽、于澄钒、王强等。在此一并表示衷心的感谢。

张弋

2021 年 12 月

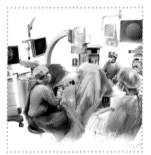

目　录

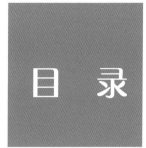

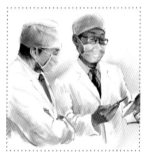

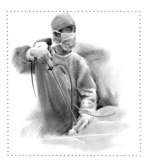

第三章 输尿管镜的操作详解 / 45

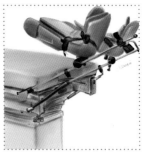

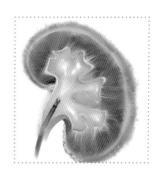

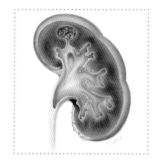
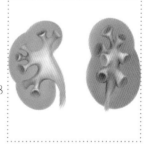

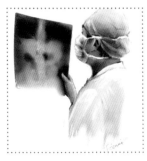

第一章
输尿管镜及其器械设备

　　1912 年 Young 以儿童膀胱镜意外地进入扩张的输尿管，使内镜观察上尿路成为可能，直到数十年后第一个临床可用的硬性输尿管镜才正式问世。不过，从 20 世纪 70 年代后期开始，科技进入快速发展的轨道，至今泌尿外科医生已拥有了多种针对上尿路的输尿管镜，同时输尿管镜技术也成为泌尿外科腔内微创诊疗领域最重要的环节之一（图 1-1）。目前，输尿管镜技术的适应证涵盖诊断性和治疗性两个方面，如血尿、结石、狭窄、肿瘤和部分先天性病变，还可以辅助其他手术或操作，应用不断扩展且治疗范围也从输尿管远段一直延伸到肾脏内部。

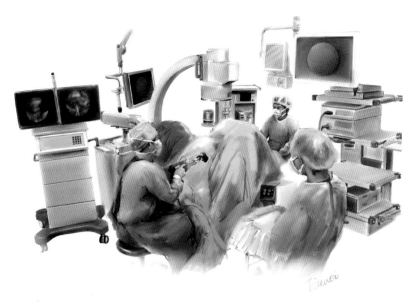

图 1-1　输尿管镜技术

1

输尿管镜技术是泌尿外科内镜的专项技能，是以各种输尿管镜逆行进入上尿路并针对病变进行诊断和治疗的方法。输尿管镜构造精细，或刚性或柔韧，同时输尿管柔软纤细、迂回曲折、易受损伤，无论经过还是在其中操作，不仅需器械设备精良可靠，对操作技能也要求很高。为顺利掌握该技术，了解各种类型的输尿管镜、设备和器材是基本要求，本章节将对其进行重点介绍。

第一节 输尿管镜的种类

输尿管镜（ureterosocpe，URS）是泌尿外科临床最常用的内镜之一，按其自身特点可分为三类：硬性输尿管镜、半硬性输尿管镜和软性输尿管镜。为适应不同的诊疗目的，输尿管镜的长度、直径、构造和应用也各具特点。

一、硬性输尿管镜

硬性输尿管镜（rigid URS，简称硬镜），顾名思义，硬镜是刚性不可弯的输尿管镜。主体构架为金属的硬镜分为操作部和光学传导部两部分。操作部有工作通道以放置器械和维持灌注；光学传导部位于金属外壳内，排列着真空间隔的柱状透镜，成像清晰度很高（图1-2）。因操作时镜体发生弯曲或意外碰撞时内部透镜易碎且维修困难，临床上已很少使用。

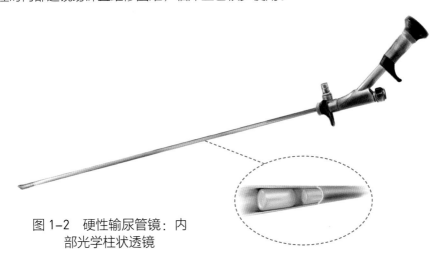

图1-2 硬性输尿管镜：内部光学柱状透镜

二、半硬性输尿管镜

半硬性输尿管镜（semi-rigid URS，简称半硬镜）外观与硬镜类似，也是金属制品，因此很多医生仍习惯称其为硬镜。区别为光学传导部以集束光导纤维替代柱状透镜，镜体轻度弯曲时仍可成像、不易损坏，临床上已基本替代纯硬镜。

半硬镜有长短两种，长镜（也称为输尿管肾盂镜，ureterorenoscope）40～46cm，适于成年男性和女性；短镜35cm，适于输尿管远段病变、女性或儿童等。为减少损伤，镜体前端呈圆润的隆鼻状，布局有工作通道开口、照明及摄像孔，视角0～12°。镜体从前端向后部呈逐渐变粗，型号规格即反映了这种粗细变化，如4.5～6.0Fr、6.0～7.5Fr（细镜或儿童镜）、8.0～9.8Fr（标准镜或成人镜）等；工作通道也因型号而不同，3.5～5.0Fr（图1-3）。

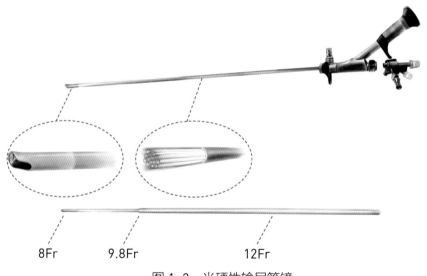

8Fr　　　9.8Fr　　　　12Fr

图1-3　半硬性输尿管镜

注意：镜体后部有镜桥，分为可拆卸和不可拆卸（一体化的）的两种。

注意：型号规格仅表示前半段，如8.0～9.8Fr标准镜的后半段接近根部可达12～14Fr。

注意：工作通道随镜体型号而不同，所容纳或通过的器械需提前了解。

注意：由于镜体长，检查或操作时持镜需采取双手执枪式持镜（图1-4）。

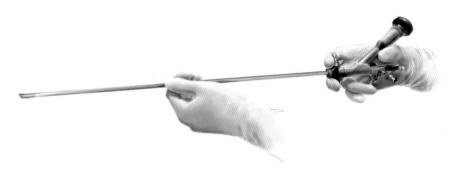

图1-4 半硬镜双手持镜

三、软性输尿管镜

软性输尿管镜（flexible URS 或 fURS，简称软镜）按成像特点分为光学式的纤维软镜（fiberoptic）和数字式的电子软镜（digital），同时又分可复用（reusable）和一次性（disposable）两种类型。因摩尔定律使芯片越来越小和集成化水平越来越高，价格不断下降，新面世的一次性软镜以电子镜为主。

1. 可复用纤维软镜

可复用纤维软镜（reusable fiberoptic fURS）外部为带有涂层的特制塑料，包绕金属蛇骨骨架、控制钢丝、工作通道和光学传导部。光学传导部为集束光导纤维，配备外接光源和摄像。镜体有效长度 64～68cm，外径 6.0～9.9Fr，由目镜部、操控部、插入部及弯曲部组成，气体消毒时需佩戴环氧乙烷（ETO）帽。操控部的转向推杆可控制弯曲部的主动弯曲角度，上弯 180°～270°，下弯 270°～275°，多数软镜为单工作通道，也有同时具备双工作通道的镜种。

（1）单通道软镜（single-channel）：外径 8.0 ～ 8.5Fr，工作通道 3.6Fr。镜桥为三通式，供插入器械和连接灌注。前端（也称先端）呈偏心子弹形，有物镜孔、照明孔（单或双个）和工作通道出口（图 1-5）。

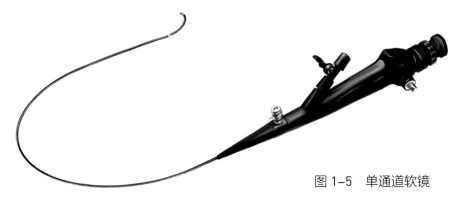

图 1-5 单通道软镜

（2）双通道软镜（dual-channel）：外径 9.9Fr，两个工作通道均为 3.3Fr，后方开口位于操控部下前方和上侧方；上部通道更适于激光光纤（可附带光纤步进器，即控制光纤伸缩的旋钮，图 1-6）。

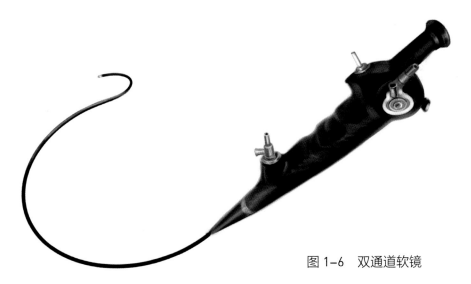

图 1-6 双通道软镜

注意：双通道软镜虽然器械通过和灌注各自独立，但镜身粗大使用受限。

2. 可复用电子软镜

可复用电子软镜（reusable digital fURS），也称为数字式软镜，外观与纤维软镜类似，图像由先端芯片采集形成数字信号，而非光学传导信号。光源和图像传输与镜体整合，无目镜部（图1-7）。

软镜先端光电芯片为微图像传感器，包括 CCD（charge coupled device）与 CMOS（complementary metal-oxide semiconductor）两类，前者图像更清晰，后者更经济且图像质量提高较快。由于工艺改进，新型电子软镜外径已降至 8.5Fr，工作通道仍为 3.6Fr，双向主动弯曲均达 270°。

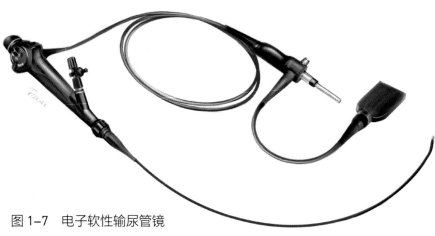

图 1-7 电子软性输尿管镜

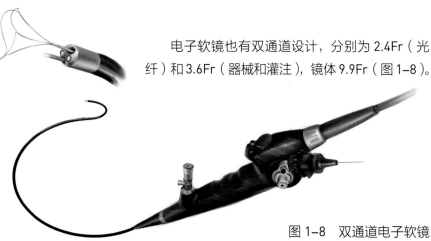

电子软镜也有双通道设计，分别为 2.4Fr（光纤）和 3.6Fr（器械和灌注），镜体 9.9Fr（图1-8）。

图 1-8 双通道电子软镜

数字信号采集为图像进一步处理（图像后处理）提供了基础，临床常用方式是窄谱成像技术（narrow band imaging，NBI），即白光过滤后仅保留蓝、绿频谱，可突出尿路黏膜下血管聚集区的显像。由于肿瘤多伴血管紊乱和聚集表现，NBI 有助于突出白光下不明显的病变，尤其扁平生长的尿路上皮癌（图1-9）。其他图像后处理方式还有图像放大、自体荧光显像、近红外成像和多功能成像等。

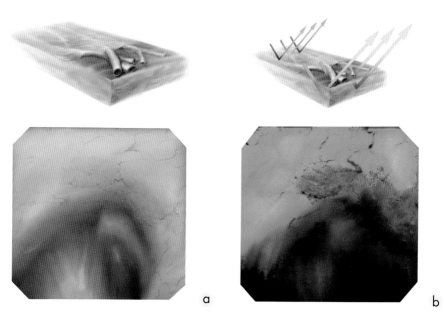

图 1-9　肾盂肿瘤的窄谱成像
a. 白光；b.NBI

3. 一次性电子软镜

　　一次性电子软镜（disposable digital fURS）避免交叉感染，降低维修费用，其快速发展源于元件和工艺的日臻完善，同时价格不断下降。目前上市品牌的芯片均为 CMOS，分辨率 4 万～ 16 万像素；因解码方式问题，显像主机一般仅适配本品牌。构造和操作方面，一次性软镜与可复用软镜基本相同，外径 8.6 ～ 9.9Fr，工作通道 3.6Fr，双向主动弯曲均达 270°～ 275°（图 1-10）。

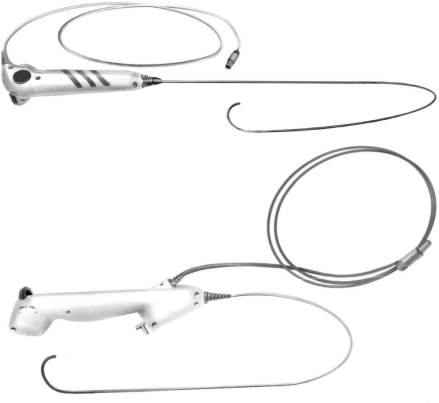

图 1-10　一次性电子软镜

注意：一次性电子软镜清晰度和旋转同轴性与可复用软镜仍有差异。

四、其他类型的输尿管镜

为解决临床实际问题，输尿管镜近年出现更多不同设计，包括结合软硬镜特点、增加额外功能、降低交叉感染以及改善经济性等方面。

1. 硕通镜

可带负压的组合式输尿管镜，包括标准半硬镜（7.5～9.8Fr）、半硬碎石镜（4～6Fr）、硬质输尿管金属管鞘（内外径11.5～12.5Fr和12.5～13.5Fr两种型号）和负压装置。操作时将半硬镜与金属管鞘组合，镜体和管鞘的间隙可施加负压，做到边碎石边吸引。如果输尿管结石上移或需同时处理肾内结石，可保留镜鞘并将半硬镜更换为常规软镜即可（图1-11）。

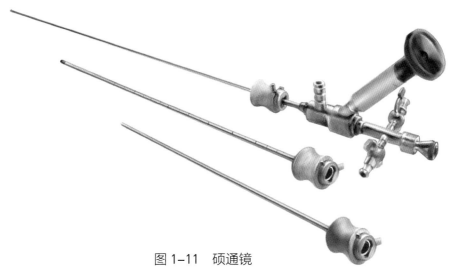

图1-11　硕通镜

注意：标准半硬镜、碎石镜与鞘管的间隙不同，负压吸引效果不同。

2. 末端可弯的半硬性输尿管镜

末端可弯的半硬性输尿管镜（tip-flexible semi-rigid URS，tf-URS），即软硬一体镜。主要特点是镜体部有可伸缩金属外鞘包绕纤维内镜，镜体前端6.5Fr，其后有9cm弯曲部，上弯180°，下弯260°，工作通道3.6Fr。操作时，先将外鞘伸出覆盖纤维内镜形成"半硬镜"模式。如遇结石漂移或需处理肾内结石，可将外鞘回撤、露出弯曲部形成"软镜"模式，达到硬镜加软镜的效果。外鞘与纤维内镜有一定间隙，可引流尿液、降低肾盂内压（图1-12）。

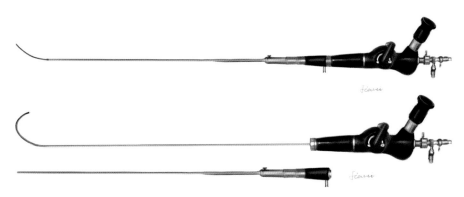

图 1-12　末端可弯半硬性输尿管镜

注意：术中操作时，为避免损伤纤维内镜，外鞘一旦撤回不能推出。

3. 组合式软镜

由可复用的光学部分（照明及观察一体的光纤内镜）和一次性的多通道可主动弯曲的导管组成，二者需装配后使用，可归类为一次性软镜。光纤内镜纤细（可通过 18G 穿刺针的管腔），尾端类似硬性膀胱镜的光学试管，可连接摄像和光源。导管为一次性灭菌产品，通道 3.6 ～ 4.2Fr，其中之一封闭，专用于光纤内镜（前端特制薄膜允许照明和观察），其余供置入器械或灌注。导管后端有操作部，以推杆、播轮或指环状等机制使前端单向主动弯曲，最大 270°（图 1-13）。与可复用软镜比较，组合式软镜的导管可一次性丢弃，光学纤维内镜反复使用，降低了成本和交叉感染风险；但其图像清晰度一般、操控性较差，尤其是单向弯曲。

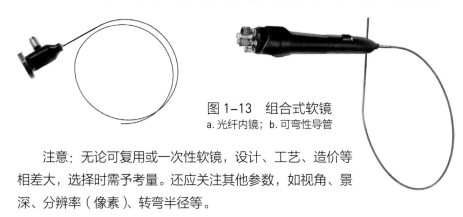

图 1-13　组合式软镜
a. 光纤内镜；b. 可弯性导管

注意：无论可复用或一次性软镜，设计、工艺、造价等相差大，选择时需予考量。还应关注其他参数，如视角、景深、分辨率（像素）、转弯半径等。

第二节 输尿管镜的辅助设备和器材

为提供清晰视野、辅助指导以及镜下操作，输尿管镜必须配备附属设备和器械耗材，涉及种类多样且庞杂，其中很多是技术实施的必备条件。

一、辅助设备

输尿管镜的操作需要良好灌注、清晰摄像和恰当照明等共同提供腔内视野以及适当指导和选择能量方式才能达到安全有效的疗效。

1. 灌注装置

在液体环境中，冲洗灌注是保持视野清晰的基本条件，方式有自然灌注（重力）或加压灌注。

（1）自然灌注：灌注袋（1000～3000ml）放置在高于床面60～80cm位置，利用重力自然灌注（图1-14）。

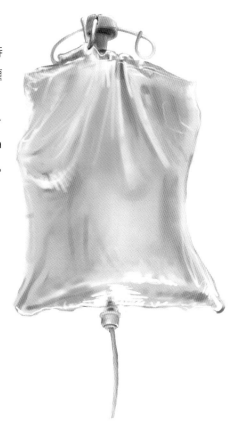

图 1-14 自然灌注

11

（2）加压灌注：因镜体纤细，灌注与器械共用通道，因此自然灌注常无法保证视野清晰，需加压灌注，包括手挤、压力袋、推注和灌注泵等（图1-15）。

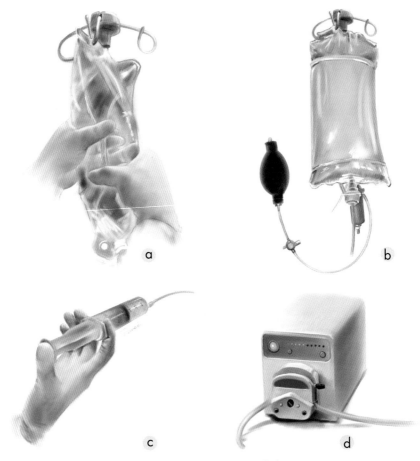

图 1-15　加压灌注
a. 手挤；b. 压力袋；c. 推注；d. 灌注泵

注意：灌注压与尿外渗、感染等并发症直接相关，操作时须时刻关注保持低压低流，尤其是脉冲式灌注泵。

注意：灌注液大量冲洗可对体温造成影响，宜适当加热接近体温或对患者进行保暖。

2. 指导设备

此类设备在术中协助了解解剖结构，定位病变、输尿管镜和器材位置，随时掌握处理进度和效果，并可有效地降低并发症的发生（图 1-16）。

（1）移动 X 线设备：C 型臂是国际上通行的泌尿内镜辅助设备，配合逆行注入造影剂对操作提供准确辅助。处理复杂病变时，如嵌顿结石、输尿管狭窄、肿瘤等，术中 X 线指导非常有意义。

（2）固定 X 线设备：即一体化专业检查台，部分中心以其作为泌尿内镜手术台，可提供实时 X 线指导，分辨率高；但设备不可移动，需安装于特定空间内。

（3）超声设备：单纯输尿管镜操作中 B 超仅在特殊情况下有指导作用，如软镜治疗肾盂旁囊肿。

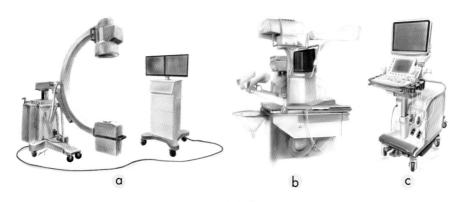

图 1-16　定位指导设备
a.C 型臂；b. 检查台；c.B 超机

注意：使用移动或固定 X 线设备的空间需配有防护，应用时同室人员须采取防护，如防护服或铅屏。

注意：C 型臂需匹配可透 X 线的检查床或手术台。多数支柱占据手术台中部，要预先调整好患者位置，避免术中临时移动。

13

3. 能量设备

镜下可行碎石、切割或汽化等，涉及能量方式包括气压弹道、激光、超声、液电等，但后二者在输尿管镜应用中有限。

（1）气压弹道碎石设备：由主机、连接管路、碎石手柄（内有传动子弹体）、碎石探针、控制脚踏等部件组成（图1-17）。工作原理类似风钻，将电能转化为撞击的机械能。电动空气压缩泵驱动碎石手柄内子弹体往复运动，击打相连的金属探针使其头端撞击结石，形成脉冲碎石效应。

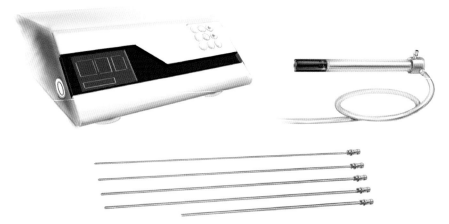

图1-17　气压弹道碎石机：主机、碎石手柄和探针

注意：探针为纤细实心金属探杆，仅适用于硬镜或半硬镜。

注意：碎石用探针较细，如操作不当极易折断，需注意手柄与镜体保持同步同轴运动。

（2）激光设备：包括主机（发生器＋聚焦器＋冷却装置）、控制脚踏和激光光纤（图1-18），参数设定通过主机上的触控面板完成。输尿管镜可用的激光类型有钬激光、铥激光和双频激光。钬激光可击碎所有类型结石；钬激光（脉冲式）和铥激光（连续式）可行软组织切割或汽化，如狭窄切开或肿瘤消融。双频激光仅可碎石，对组织无损害，多用于胆道，在尿路仅少量应用。

激光是含特殊元素的活跃介质激发后放大产生的，聚焦于光导纤维（光纤）传送而出。光纤由可弯性的氧化硅石英纤维（核心）、包衣和多聚外衣包绕组成，纯净的石英纤维是传导激光的载体，外部包被有内反射和抗热损伤的作用；规格有 200μm、365μm、550μm、600μm、1000μm 等，分一次性和可复用两类。

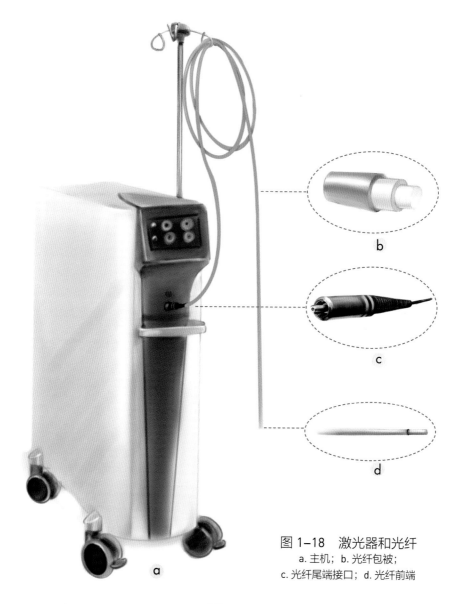

图 1-18　激光器和光纤
a. 主机；b. 光纤包被；
c. 光纤尾端接口；d. 光纤前端

注意：高功率激光器内含多组发生器，常需校准，尤其是移动或震动后。

注意：光纤规格是指石英核心的直径，如200μm；但加上包裹，直径比标记有所增大。光纤粗细对灌注及软镜转弯构成影响，越粗影响越大。

注意：激发时光纤前端损耗而缩短，应及时修剪避免损伤输尿管镜。

注意：可复用光纤使用前，应以观察镜了解其内部光洁度，确定是否受损。光纤内部不均匀可致激发时侧漏，损坏仪器或输尿管镜。

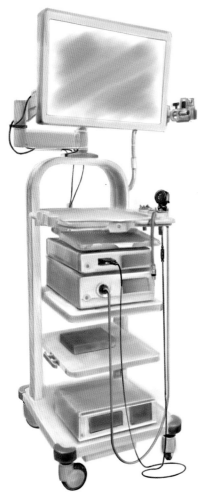

图1-19 影像设备

新型铥激光（光纤激光）即将进入临床，有别于普通固态激光，如常规钬激光和铥激光。发生原理为：首先半导体诱导产生激光，并以此激光激发富含铥元素的光纤而产生。此铥激光具有如下优点：①聚焦更好因此光纤可更细；②频率超出普通钬激光数百倍、具有更佳的粉末化碎石效应；③产热低、去除巨大冷却器而变得可便携。

4. 影像设备

包括显像和照明两部分。显像部分有摄像、主机和显示器，半硬镜和纤维软镜可通用。照明为冷光源，以导光束连接输尿管镜（图1-19）。电子软镜摄像芯片置于先端，因数字转换器独立开发，各产品需自身适配并集成照明。

注意：输尿管镜主要用于空间狭小的输尿管或肾内集合系统，镜体纤细、视野小，影像系统的配置根据具体用途而定。

二、器械耗材

输尿管镜操作需借助各种器材才可完成,如密封、引导、造影、扩张、通过、阻挡、抓取和引流等。

1. 密封及导入

密封及导入(sealing and introduction)包括密封帽、密封片和导入器(sealing cap, plate, introducer):灌注冲洗是视野的必需保障,工作通道开口需配备乳胶或硅胶的密封帽和(或)密封片(有孔垫片),防止液体喷溅泄漏。密封帽或密封片的孔洞细小,软头的套石篮或导丝等通过时以导入器扩开,既方便置入也可避免损坏(图1-20)。

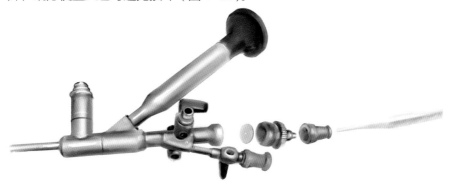

图 1-20 密封装置

注意:密封帽和密封片耐高压消毒,反复穿插容易漏水,宜多留备份。导入器为一次性使用,高温后变形。

2. 取物钳

取物钳(forceps)包括异物钳和活检钳。半硬镜的取物钳多为刚性,头端与膀胱镜所用类似。异物钳为鳄嘴状,用于抓取结石、异物或支架;活检钳为对口勺形,咬合后密封组织不易脱落,但取材量少,需多次取材,也可用取石篮替代(图1-21)。软镜虽也配备取物钳,因占据工作通道无法有效灌注,且抓持和取材能力差,临床很少使用。

17

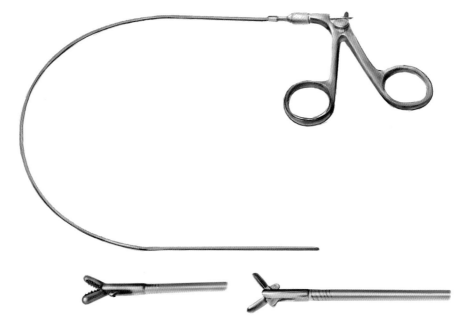

图 1-21 活检钳和异物钳

3. 导丝

导丝（guide wire）是引导输尿管镜的必备器材，还可辅助放置通道鞘、导管、支架等。长 145 ～ 150cm，直径 0.035″（0.889mm）或 0.038″（0.965mm）最常用。头端柔软（单软或双软头），体部硬挺；柔软段长 3 ～ 6cm，直形或弯形。

导丝有全金属、金属内芯＋外包涂层和混合性等不同种类（图 1-22）。全金属导丝是在不锈钢内芯上缠绕带有涂料的细密金属丝而成，如 Benson 导丝，硬度较高、经济实用。带涂层导丝更常用，内芯为不锈钢（硬度佳）或镍钛合金（更柔韧）；涂层有亲水（超滑无损，昵称泥鳅导丝）和非亲水（不易滑脱，如斑马导丝）。混合型导丝的内芯和涂层由多种材质组合构成，兼顾柔韧和坚挺，为特殊需要而设计，如 Sensor 导丝。

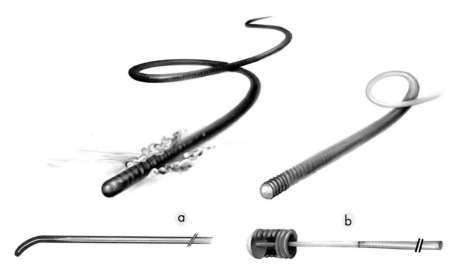

图 1-22　导丝

a. 超滑导丝及其内部结构；b.Benson 导丝及其内部结构

注意：应根据操作目的选择相应材质和硬度的导丝。

注意：亲水导丝润湿后可明显降低表面摩擦力，方便使用（图 1-23）。

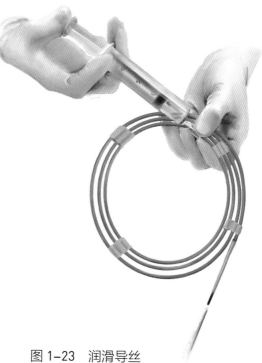

图 1-23　润滑导丝

4. 导管

导管（ureteral catheter）分为单腔和双腔两种，用于引流尿液、逆行造影、灌注液体、辅助导丝通过等用途，不同导管的柔韧度和通过性有差异（图1-24）。

（1）单腔导管：顶端开口的最常用，3～6Fr，有亲水涂层、头端柔软安全；但5～6Fr导管无法通过输尿管镜工作通道，使用时需与导丝置换；导管尾端配有可拆卸式注射器接头，便于注射造影剂或灌注液体。导管还可引流上尿路或留取肾盂尿做培养或细胞学分析。

（2）双腔输导管：具有双通道，头端缩窄便于沿单根导丝放置，另一个通道可做造影或放置第二根导丝，即同时放置安全导丝和工作导丝。

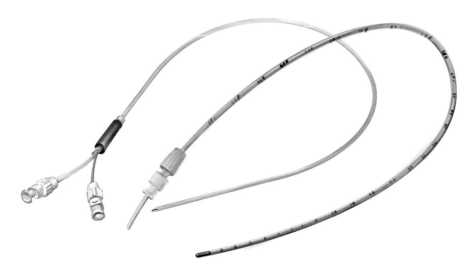

图1-24 输尿管导管：单腔和双腔导管

注意：普通单腔导管经济价廉，材质为聚氯乙烯（PVC），顶端不开口、不配注射器接头，质地脆且硬，可用于普通插管或造影。有医生以3～4Fr此类导管替代导丝，易弯折致输尿管壁损伤或穿孔，不推荐（图1-25）。

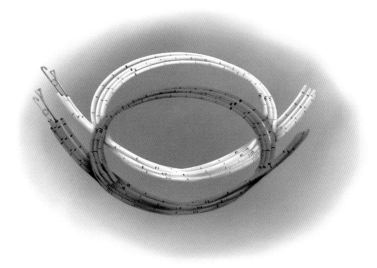

图 1-25 普通输尿管导管

5. 导入鞘

导入鞘（ureteral access sheath，UAS）也称通道鞘，在软镜操作中是上尿路与体外的联通通道。由柔韧的中空闭孔器和鞘管组成，二者锁定后沿导丝推送至上尿路（图 1-26）。鞘管 35～46cm，内径 9.5～14Fr，外径12～16Fr；单面或双面亲水涂层，闭孔器也可有涂层。

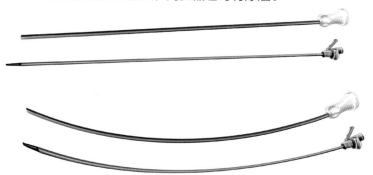

图 1-26 输尿管通道鞘及闭孔器

注意：随着软镜逐渐普及，也出现了新型带测压和负压的通道鞘。

6. 取石篮

取石篮（basket）也称套石篮，90 ～ 120cm，1.3 ～ 1.9Fr，头端有可开合金属丝，以连接部与手柄相连，滑动手柄按钮控制金属丝开合以套取结石、异物或取活检等（图 1-27）。金属丝为不锈钢或镍钛合金，前者经济、硬度高；后者柔韧，更适合软镜。四根丝交叉呈球形，适于在沉降位置套取，清石效率高；三根丝呈三角开口状，类似罩子，扣取精准。为方便抓取和放开，新型三角状取石篮张开后时可额外扩大。

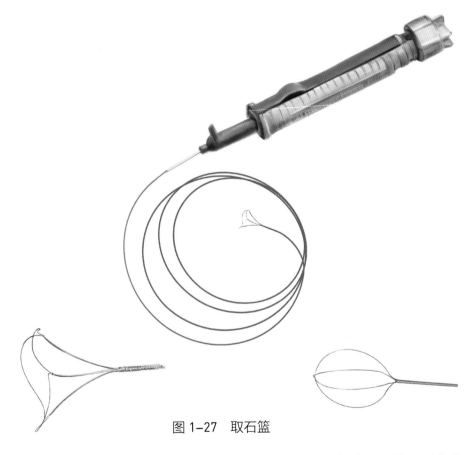

图 1-27　取石篮

注意：输尿管镜下虽然还有其他不同的抓取用的器械，如环形套石器或爪型开口抓取器，但应用不广。

7. 阻石器

输尿管内碎石常发生结石上移，近端预置阻石器（anti-repulsion）可有效避免漂移，对半硬镜取石尤为重要。阻石器未释放形似导丝，越过结石后操控尾端滑动机制使头端释放呈锥形或网罩状，达到阻石目的（图1-28）。

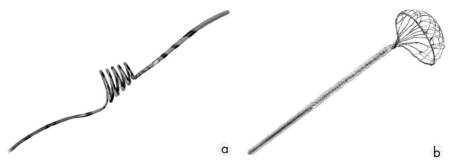

图1-28　阻石器

a. 锥形螺旋式；b. 网罩式

8. 支架

支架（ureteral stent）是柔软细长、两端弯曲的管状器材，也称DJ管（double J）或双猪尾管，起到引流、支撑作用（图1-29）。成人支架22～30cm，4.7～7Fr，特殊支架12～14Fr或异型设计，可带有或不带有侧孔。材质有硅胶（silicone）、聚亚氨酯（urothane）、聚烯烃（percuflex）或混合材料（两种或以上）。为减轻佩戴时尿路刺激（如细线状）或稳定不脱出，支架还有多种形状和设计。

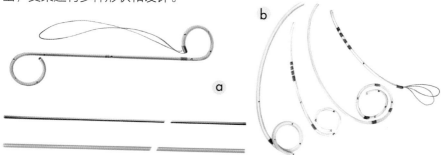

图1-29　输尿管支架

a. 支架套件：支架、导丝和推进器；b. 各种设计的支架尾端

23

注意：DJ 管尾端附带尾丝（tether 或 thread）便于放置时调整位置，也可术后留置于尿道外，供自行拔除、免去再次膀胱镜，但多数医生因担心误拔或过早拔除直接剪除尾丝。

注意：有些 DJ 管上套一截透明塑料管，拉直支架弯曲端以方便安置导丝。

注意：多数医生选择输尿管镜术后放置支架，1 ～ 2 周后取出，特殊者带支架时间延长，要关注成石、遗忘、感染、尿路刺激等并发症。因重视支架佩戴引发的问题，新型支架成为研究热点（如可降解、特殊涂层或特制金属等类型）。

9. 扩张器械

一些病例中输尿管开口或某节段相对镜体窄小，强行通过可能造成损伤，适当扩张（ureteral dilation）是一种选择。如确实存在狭窄，扩张器械也是腔内治疗的主要手段。

（1）球囊导管（balloon catheter）：55 ～ 75cm，7 ～ 8Fr；球囊位于导管前段，4 ～ 10cm，透明或非透明。扩张后直径 4 ～ 7mm（12 ～ 21Fr），最大压力（爆破压）20 ～ 30 个大气压（atm），沿导丝上行置于相应位置，接加压注射器（泵）进行扩张（图 1-30）。

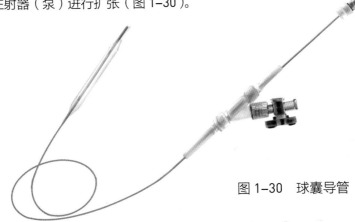

图 1-30 球囊导管

注意：球囊扩张推荐 X 线指导下进行，扩张后务必完全抽净再撤出导管。

注意：球囊导管有经皮肾扩张通道和输尿管扩张两类，应用前需了解各种参数，依据目的选择球囊长度和硬度。

（2）各种扩张器（dilator）：种类较多，沿导丝推进扩张输尿管开口或狭窄段。

① 扩张探条：成套的逐级扩张器，40cm 左右，现很少应用（图 1–31）。

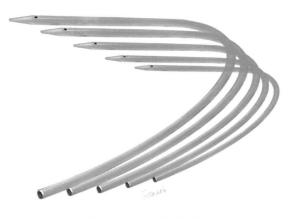

图 1–31　扩张探条

② 8/10 扩张器：由两头尖且中空的 8Fr 扩张器（内芯）及 10Fr 管鞘（外鞘）套叠组成，也用于经皮肾操作。使用方法：导丝放置成功后，沿行推进 8Fr 尖头内芯进入输尿管，然后外鞘套在内芯上推进到位，随后退出内芯。由此建立上尿路与体外相通的 10Fr 通道，扩张的同时轻松放置安全和工作导丝。此组件吻合度极佳，放置顺畅（图 1–32）。

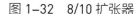

图 1–32　8/10 扩张器

③其他替代扩张器：一些情况下，可使用其他扩张器替代，如普通经皮肾筋膜扩张器，适于女性输尿管开口或远段（图 1–33）；通道鞘的闭孔器也可使用，男女均适用。

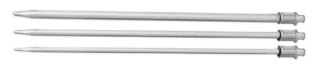

图 1–33　筋膜扩张器

（3）被动扩张（passive dilation）：如管腔狭小或进镜困难，可单纯放置支架；术前预置或术中遇阻时放置，5 ～ 14 天即可达松弛效果。

第二章
输尿管镜的术前准备

输尿管镜手术和操作与其他外科手术类似，需进行充分的术前评估和准备，包括了解解剖结构、把握适应证和禁忌证、做好术前检查评估以及安全保障等。

第一节　输尿管镜的应用解剖

尿路系统分下尿路（尿道和膀胱）和上尿路（输尿管和肾脏），输尿管镜是通过此自然腔道进行的微创操作，镜体细长、视野小，因此要仔细了解解剖结构和特点。

一、尿道和膀胱

下尿路（尿道和膀胱，urethra and bladder）是进入上尿路的门户，男性和女性结构不同，对进入上尿路方式构成影响。

1. 尿道

成年男性尿道长度 17 ～ 20cm，女性 4 ～ 5cm，16 ～ 22Fr（图 2-1）。男性尿道有两个生理弯曲，即耻骨前弯和耻骨下弯；后尿道周围还有前列腺。半硬镜镜体细长，通过时需提起阴茎、顺着尿道走行进入。由于摆动幅度大，全程须直视完成。女性尿道较为短直宽大，外口位于阴道腹侧，进入较容易。

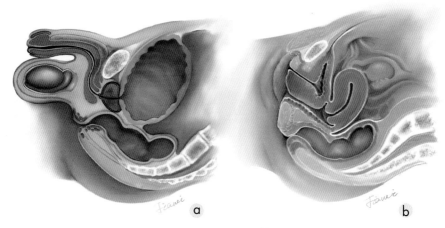

图 2-1　尿道
a. 男性；b. 女性

2. 膀胱

可充盈的囊性肌肉器官，容量 350～500ml，尿潴留时甚至可达800～1000ml。输尿管开口位于输尿管间嵴的两端，呈裂隙状，是输尿管镜进入上尿路的入门，一般需导丝引导。膀胱过度充盈可影响输尿管镜操作。

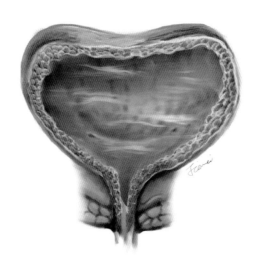

图 2-2　膀胱

二、输尿管

输尿管（ureter）为肌肉性的管状器官，通过管壁节律性的蠕动排送尿液。这里是输尿管镜操作的主要场所和必经路径，近端起自肾盂输尿管连接部（pelvoureteric junction 或 ureteropelvic junction，PUJ 或 UPJ），远端止于输尿管开口（orifice）；同时，输尿管非简单均匀的排水管，在体内因位置和解剖具有不同的内径和走行（图 2-3）。

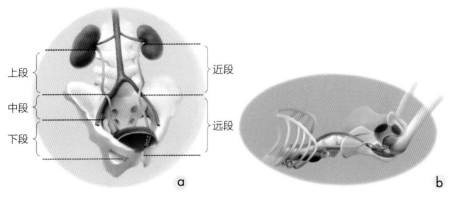

图 2-3 输尿管
a. 立位；b. 截石位

1. 长度和直径

成人输尿管约 25cm，有三个生理性狭窄，即 UPJ、跨越髂血管处和膀胱壁内段。在输尿管镜技术中，以越过髂血管处为界将输尿管分为近段和远段，各部位直径不同，自然状态下大致为：UPJ（6Fr）、近段（15～18Fr）、跨越血管处（10～12Fr）、远段（12～15Fr）和壁内段（3～5Fr）。尿路平片（KUB）或静脉肾盂造影（KUB+IVP）的输尿管分段法常以骶髂关节上下缘为标志分为上、中、下三段，更适用于体外冲击波碎石治疗（ESWL）。

注意：输尿管壁具有张力和弹性，远段肌层厚张力高，近段肌层薄、脆弱。

2. 走行

输尿管有曲度和蠕动性,如果逆行进入,由远端向近端的走行大致如下:进入开口后先向外侧及背侧,很快转向内侧及腹侧,直至越过髂血管搏动处;进入近段后,输尿管较宽大平直、略向外侧及背侧直至 UPJ。

三、肾内集合系统

肾内集合系统(intra-renal collecting system)是指 UPJ 以上的空间,也是软镜的主要场所,由近及远包括肾小盏、肾大盏、肾盂和 UPJ(图 2-4)。

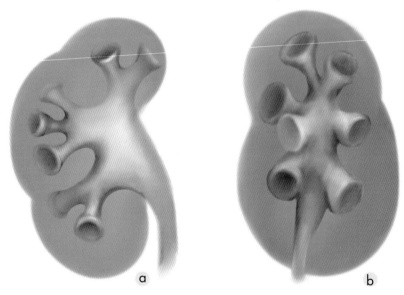

图 2-4 肾内集合系统(右)
a. 前面观;b. 侧面观(左—前,右—后)

1. 肾小盏

肾小盏(minor calyx)为集合系统紧邻肾乳头的区域,肾乳头位于小盏底部中央,向腔内隆起,可单个或联合样(即两个或以上邻近的乳头相互融合,也称复合乳头),是尿液流出的部位。乳头周围宽大,向外的流出道缩窄,称为盏颈，直到流出道出口才再次扩大，使整个肾小盏呈倒杯状。小盏数目个体差异大（文献报道 4 ～ 40 个不等），平均 8 ～ 10 个。

2. 肾大盏

由 2 ～ 5（或更多）个相邻的肾小盏汇聚形成，临床上常提及的上、中、下盏就是指肾大盏（major calyx）。实际具有完全独立的中盏者仅占约三分之一，其余的则是中盏与上盏或下盏合并。从内镜角度看，虽然肾内结构仍延续上、中、下的称谓，但更倾向于上、中、下组肾盏的称谓。

3. 肾盂

肾盂（renal pelvis）由 2 ～ 3（或更多）个肾大盏再融合形成，内部宽大呈漏斗状，下方肾盂输尿管连接部（UPJ）与输尿管延续。

4. 肾内结构的一些相关参数

这些参数主要针对下组肾盏或肾下极，有学者认为它们与体外冲击波碎石术后排石或软镜取石清石的难易程度有相关性（图 2-5）。

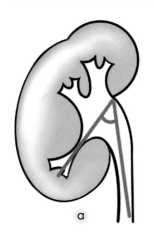
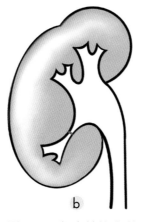
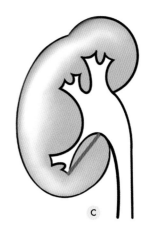

图 2-5 肾内结构参数
a. IPA；b. IW；c. IL

注意：既往认为小 IPA（小于 30°）对 ESWL 碎块排出和软镜能否触达下盏结石有不利影响。随着技术成熟，IPA 在软镜取石中的意义不再被广泛支持，IL 和 IW 也存在同样争议。

（1）肾盂与肾下盏夹角（infundibulopelvic angel，IPA）：肾盂输尿管轴线与肾下盏轴线的夹角。

（2）盏颈宽度（infundibular width，IW）：肾小盏盏颈最狭窄处之间的距离。

（3）盏颈长度（infundibular length，IL）：肾小盏底部到开口的长度。

第二节　输尿管镜的适应证和禁忌证

输尿管镜是通过自然腔道逆行进入的技术，主要涵盖半硬镜和软镜，二者适应证和禁忌证既有交叉，也存在区别；另外，经皮顺行的输尿管镜也常在临床上应用。

一、适应证

输尿管镜的适应证和禁忌证具有自身独特性，前者分为诊断性和治疗性适应证，后者则分为绝对和相对禁忌证。

1. 诊断性适应证

（1）血尿：肉眼或镜下血尿、诊断性膀胱镜发现一侧或双侧输尿管开口喷血；或膀胱镜检阴性但尿细胞学持续阳性；或上尿路影像学有所怀疑时。

（2）上尿路肿物活检：确定肿物性质、范围或评估腔内治疗的可行性。

（3）上尿路尿路上皮癌（upper urinary tract urothelial cancer 或 UTUC）保肾术后的随访。

2. 治疗性适应证

（1）肾及输尿管结石：输尿管镜最主要的治疗适应证，包括 ESWL 失败的 20mm 以下的肾结石、肾下盏结石和输尿管结石，也包括孤立肾合并结石以及躯体或上尿路结构异常合并结石，如过度肥胖、骨骼畸形、可控的出血性疾病、孕妇、马蹄铁形肾、重复肾及输尿管、肾盏憩室等。有经验者甚至可挑战更大、更复杂的结石。

（2）上尿路异物取出：输尿管支架上移或上尿路操作后的残留物等，可以通过输尿管镜给予取出。

（3）输尿管狭窄的腔内治疗：适用于短段、狭窄发生时间不长、非恶性肿瘤性的狭窄，如腔内球囊扩张和（或）内切开等。

（4）UTUC 腔内切除（消融）：单发、1.5 ～ 2cm、低级别的 UTUC（对侧肾功能正常者）；或者孤立肾或功能性孤立肾合并 UTUC 也可考虑腔内消融。

（5）其他一些探索性应用：如直视引导复杂性结石的经皮肾通道建立、症状性肾盏憩室、肾盂旁囊肿或辅助其他手术（盆腔手术输尿管损伤的腔镜修复）等。

二、禁忌证

1. 绝对禁忌证

（1）严重、未控制的全身出血性疾病。

（2）严重心肺功能不全，无法耐受麻醉或手术。

（3）未控制的尿路感染。

（4）尿道狭窄或尿流改道、腔道无法通过。

2. 相对禁忌证

（1）严重血尿影响视野。

（2）输尿管窄小、无法通过。

（3）肾结石 >30mm。

（4）部分嵌顿性输尿管结石。

（5）重度肾积水。

（6）口服抗凝药物者可有条件选择输尿管镜操作。

注意：软镜治疗肾结石的大小或负荷限制一再扩大，但即使经验丰富的医生在处理大负荷结石时，并发症发生率也会升高。

第三节 术前评估与准备

合理的术前评估和准备是输尿管镜手术或操作的重要环节，包括全面病史、尿液性状、是否合并感染、影像学资料都是评判是否存在危险因素的依据。

一、一般检查

输尿管镜虽属微创的腔内检查或手术，但需麻醉且操作复杂，因此需要详细了解现在及过去病史、体格检查，老年人或有基础疾病者还需心脏超声、肺功能和其他专项评估。

二、实验室检查

实验室检查中涉及尿常规、培养、细胞学和血液常规及生化检查等，目的是了解尿路感染、结石成因或代谢状况等，是基础和必备的评估手段（图2-6）。

1. 尿液检查

尿液的性状对输尿管镜操作有直接影响，尿液各种检测分析有助于判断是否存在感染、代谢异常或肿瘤等。

（1）尿常规：术前常规检测，除关注白细胞、红细胞和细菌含量，亚硝酸盐和尿 pH 在尿路感染或结石患者中也有意义。

（2）尿液培养及药物敏感性试验：对临床怀疑感染或尿液中白细胞升高等情况，尿培养有助于确定细菌种类，药敏试验对围术期抗生素选择有重要指导作用。

（3）尿细胞学检查：怀疑上尿路尿路上皮癌（UTUC）者，留取尿液（膀胱或上尿路）寻找瘤细胞可协助确诊，必要时可增加免疫荧光杂交（FISH）检查。尿细胞学检查也是 UTUC 术后随访期的常规检查，协助判断是否复发。

2. 血液检查

血常规、生化（肝肾功、血脂、血糖、尿酸）、全面电解质（钾、钠、氯、钙、镁、磷酸）、二氧化碳结合力（CO_2CP）、C-反应蛋白（CRP）等；血钙大于 2.5mmol/L 应检查甲状旁腺激素（parathyroid hormone，PTH）；降钙素原（procalcitonin，PCT）、白介素-6（interleukin-6，IL-6）或内毒素（endotoxin）是判断尿路常见革兰阴性菌感染的快速检测。

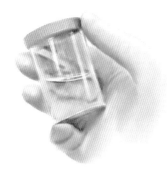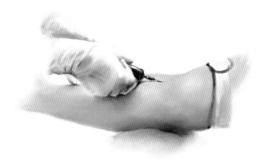

图 2-6 尿液及血液检查

三、影像学检查

无论单纯探查、处理结石或肿瘤，还是治疗狭窄等病变，影像学检查都有不可替代性；除了发现形态和结构改变，还可通过造影或核素等判断肾脏功能。

1. 超声波检查

B 超是直观的实时尿路影像学检查，可检查肾脏、输尿管（如果扩张）和膀胱，有助于判断肾积水程度、肾结石和部分输尿管结石以及肾实质和肾周病变（图 2-7）。彩色多普勒等模式对肾脏动静脉流速、血液分布等可给予呈现。

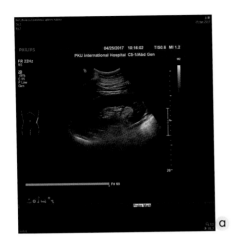
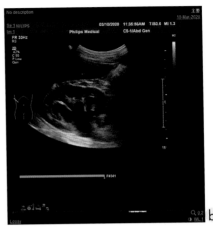

图 2-7 肾脏的 B 超图像

a. 正常左肾；b. 右肾积水

2.尿路平片

尿路平片也称 KUB（Kidney、Ureter 和 Bladder），分别代表肾脏、输尿管和膀胱。KUB 可显示 X 线阳性结石，对估计结石量和硬度有一定帮助。输尿管支架、肾造瘘管或输尿管导管等 KUB 上也可显影，同时还可了解脊柱、肋骨等骨骼是否存在畸形或损伤，如侧弯、脊柱裂等（图 2-8）。

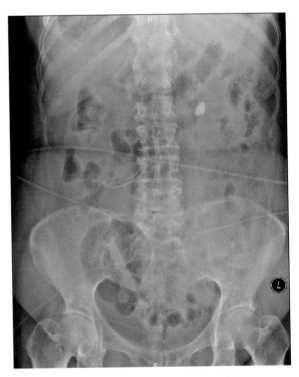

图 2-8 KUB：左肾多发结石

3. 静脉肾盂造影

静脉肾盂造影也称 IVP/IVU（intravenous pyelography / urography）。完整的 IVP 包含 KUB 与静脉注射造影剂后的一系列腹部 X 线摄片，含碘造影剂通过尿液排泄使尿路显影，不同的显影时间和充盈程度作为肾功能评判的依据之一。KUB+IVP 可直接显示阳性结石，阴性结石或软组织占位表现为充盈缺损，还可评估肾积水和患侧肾功能受损程度（显影程度和时间）、输尿管走行以及部分膀胱病变；同时对肾盏憩室、马蹄肾、上尿路肿瘤和其他异常等也有辅助诊断的意义（图 2-9）。

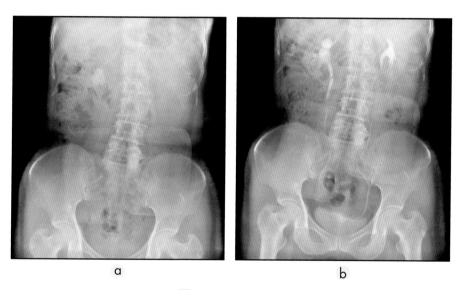

图 2-9　KUB+IVP

a. KUB 右肾部分鹿角状结石；b. IVP 双侧上尿路显影，右肾轻度肾积水

注意：KUB 与 IVP 需适当肠道准备以减轻干扰。

4. 逆行 / 顺行造影

逆行 / 顺行造影是指通过输尿管导管、肾造瘘管或经皮肾穿刺等向上尿路注入造影剂并摄片。优点是显影清晰，适于肾功能差、造影剂过敏或其他情况，但由于是侵入性操作，不作为输尿管镜术前常规检查（图 2-10）。

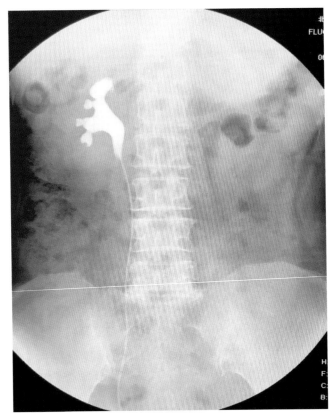

图 2-10　右侧输尿管插管逆行造影

5. 泌尿系断层扫描及三维重建

泌尿系断层扫描及三维重建（computerized tomography，CT），即 CT 平扫 + 强化，扫描呈螺旋形，层厚可小于 1mm，分辨率好，是输尿管镜操作前最主要的检查。CT 平扫也称非强化 CT 或 NCCT（non-contrast enhanced CT），对结石诊断及负荷评估的准确性高。除特殊药物结石外，X 线的阳性和阴性结石均显示，CT 值（hounsfield unit 或 HU）有助于判断结石硬度和成分，双源 CT 还可区分尿酸结石和含钙结石，CT 强化可通过多期扫描呈现尿路更多的细节和功能状况。虽然 NCCT 可提示腔内软组织影，注射含碘造影剂强化后能更好地协助评估软组织占位的性质（如 UTUC 表现为肿物强化、充盈缺损等），显影良好时可利用软件重塑三维结构（图 2-11）；同时，CT 扫描不仅显示尿路本身，还可兼顾尿路以外的结构。

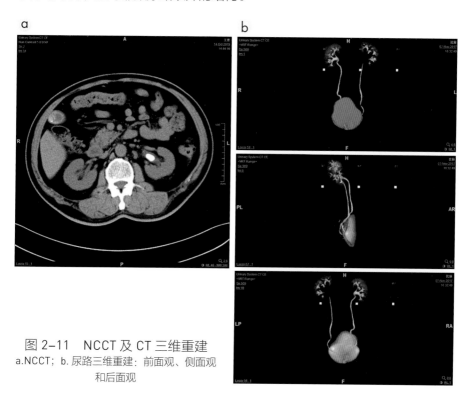

图 2-11　NCCT 及 CT 三维重建
a.NCCT；b. 尿路三维重建：前面观、侧面观
和后面观

注意：强化 CT 共含四期，即平扫、动脉期、静脉期和延迟期（排泄期）。尽管螺旋扫描快速、可评价肾功能，但辐射量大，应给予关注。

注意：除碘过敏，造影剂有可能影响肾功能，故 IVP 或 CTU 检查前应了解肾功能结果（血肌酐）。

注意：NCCT 越来越多地用于评估清石率，推荐减低剂量 CT（low dose CT 或 LDCT），在降低辐射同时可达同等判断目的。

6. 磁共振 / 核磁水成像

即 MRI/MRU（magnetic resonance imaging / magnetic resonance urography，图 2-12）适于特殊情况，如碘过敏及禁忌 X 线者（如孕妇和儿

童）。MRI 对尿路结石不敏感，其造影剂不含碘，适用于碘过敏者。利用 MR 多参数特点可突出液体（尿液）信号，三维重建称为核磁水成像（MRU），适于肾功能不全者。

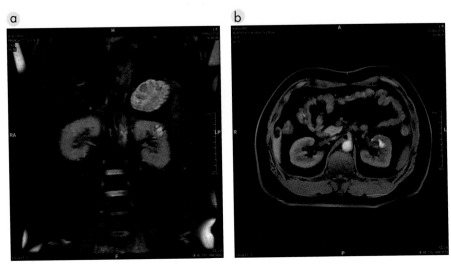

图 2-12 双肾 MRI：左肾复杂囊肿
a.冠状位；b.轴位（横截面）

注意：MRI 检查无放射性，对孕妇和儿童安全，但扫查范围比 CT 小而且很费时。

7. 放射性核素检查

也称核素扫描，简称肾图。虽然临床上应用核素种类不止一种，但都是通过静脉注射后以 γ 摄像示踪性核素了解肾脏分泌和排泄能力，用来评估上尿路梗阻、感染等对肾脏分泌排泄功能、肾实质损伤以及分肾功能的影响，包括动态肾显像、静态肾显像和利尿性肾图等（图 2-13）。

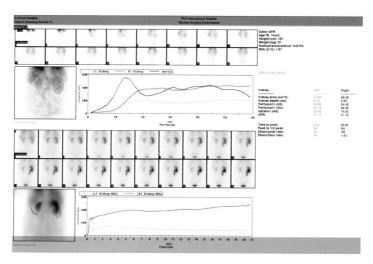

图 2-13 动态肾显像（肾图）

注意：肾图易受影响，每次检查变化可能较大。分肾功能测定的肾小球滤过率（GFR）应同时关注绝对值和相对值。

四、风险评估

在取得全面病史和各种检查结果后，即可对特定输尿管镜手术或操作进行风险评估，包括全身状况（麻醉耐受程度）、感染风险、手术难度和患者特殊性等方面，是操作实施前的重要步骤。

1. 全身状况评估

能否耐受手术主要来自麻醉评估，可参照美国麻醉师学会推荐的身体状况标准（ASAPSC，American Society of Anesthesiology Physical Status Classification System）进行。

2. 感染风险评估和预防

泌尿系感染是输尿管镜手术后常见并发症，而尿源性脓毒症则是最常见的致死原因，因此这方面的评估尤为重要。

（1）高危因素：病变因素（如结石大小、梗阻程度、成分分析或影像学推断）、是否合并尿路感染情况（发热或感染史、尿常规、尿培养等）、自身免疫状况（性别、年龄、糖尿病、其他免疫性疾病、低蛋白血症、代谢综合征、高身体质量指数 BMI 等）和手术因素（操作经验、手术时间、灌注压力、引流通道）等。

（2）预防措施：识别高危因素、控制已有感染（足够敏感抗生素覆盖，术前尿培养尽可能转阴，必要时引流）、积极调整合并症、全面应用预防性抗生素、控制手术时间（＜90 分钟）和保持低压灌注等。

3. 手术难度与复杂性评估

需根据病变性质、器械和设备条件以及医生操作经验等综合评判。以软镜处理结石为例，应考虑病史、结石大小、数量、肾内解剖、是否置管、设备配备和医生经验（手术例数和成功率）等因素（图 2-14）。

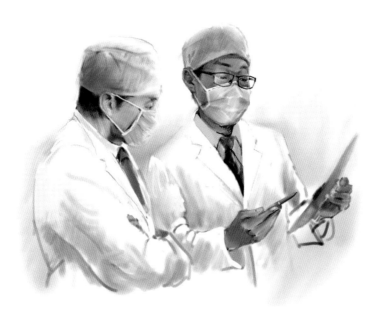

图 2-14 术前评估

4. 患者心理准备及知情同意

全面细致的术前谈话有助于医生了解并消除患者思想顾虑，增加配合度。术前必须签署知情同意书，包括手术或操作的必要性和依据、各种可能的治疗方式及利弊、输尿管镜的操作流程、可能遇到的问题、并发症、对策以及疗效预估等（图2-15）。

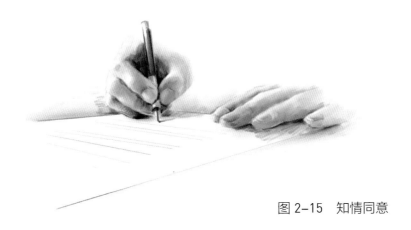

图 2-15　知情同意

注意：签署知情同意书时应考虑到因进镜失败或术中意外等转为二次手术的可能。尽管严重并发症风险很低，如输尿管撕脱，一旦出现则后果严重，也应提前与患者沟通。

五、安全保障

恰当的术前安全防范是输尿管镜手术或操作顺利进行的有力保障，建立系统性和程序化的安全保障机制可有效避免低级错误的发生。

1. 安全核对

对操作侧预先进行术前标识；麻醉前依据各医院常规确认患者身份、手术或操作名称、用药情况以及术者和麻醉者等信息（图2-16）。

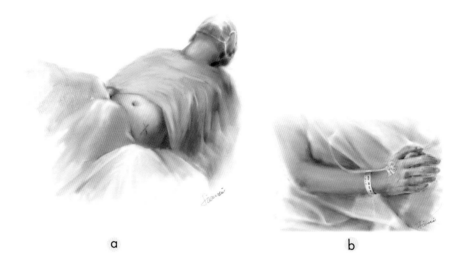

图 2-16 术前安全核对
a. 操作侧标记；b. 腕带（附带个人信息）

2. 器械和设备准备

医生预先申请所需器材和设备，通知承接单位或人员做好准备，如手术室和供应室等。操作后、送消毒前对器械和设备进行完好性检查，保证下次使用的状态。

3. 操作者的准备

操作医生须具备足够基础和经验，或已经接受合理完备的技能培训，如操作者处于学习阶段，要在有经验的医生指导下实施。输尿管镜操作中多数环节需助手辅助，术者要对操作流程和多人配合有良好的训练，可发出清晰指令指导助手参与操作；助手也应具备经验，可对术者的要求给予合理积极的配合。

第三章
输尿管镜的操作详解

临床上输尿管镜的操作主要分为半硬镜和软镜两大类，以下分别介绍一般步骤和注意点。因适应证和经验等方面存在差异，输尿管镜的操作步骤不尽相同。

第一节　半硬性输尿管镜的操作

半硬性输尿管镜（简称半硬镜）是泌尿外科临床诊疗最常用的内镜之一，治疗对象以尿路结石为主，也包括上尿路狭窄、肿瘤等方面。如同其他外科技能，操作要注重每个细节和各方配合。下面以男性左输尿管近段结石为例介绍半硬镜的操作。

一、麻醉

全麻、椎管麻醉或镇静、镇痛等均可采取，依据具体操作要求、条件和经验而定。推荐首选全麻（图3-1），优点包括肌松肯定、有助于降低输尿管张力；全身情况更可控；凝血功能异常者也可施行。

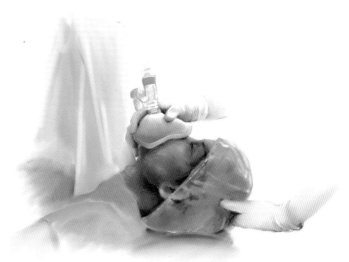

图 3-1　全麻

二、体位

输尿管镜经过自然腔道进入，采用体位需有效地显露会阴，包括膀胱截石位和改良截石位。

1. 膀胱截石位

膀胱截石位同膀胱镜检查体位，双腿分开对称抬高置于腿架上，会阴部充分显露（图3-2）。

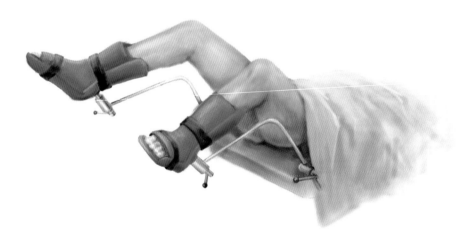

图3-2　膀胱截石位

2. 改良截石位

改良截石位也称非对称性截石位，在输尿管镜操作中常用。在截石位基础上患侧（左侧）下肢降低略平伸、外旋，健侧（右侧）下肢向外后抬高。如此患侧远段输尿管略前移变直，更易进镜；健侧抬高向后，给细长的输尿管镜留出更大的操作空间（图3-3）。

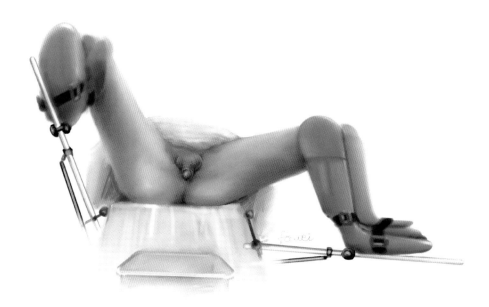

图 3-3　改良截石位

注意：腿部受压部位注意衬垫，脚部包裹要顺着自然走行，避免损伤组织、关节和神经，尤其是麻醉状态下。

注意：支撑腿架分固定式和可活动式两类（图 3-4）。前者经济耐用，术前摆放适合并固定，术中难于调整；后者腿架有调节扳手，允许术中随时调整，推荐选用。

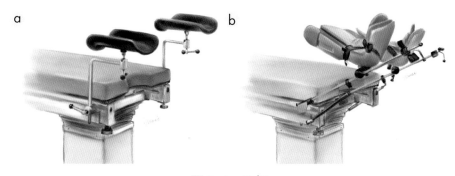

图 3-4　腿架
a. 固定式；b. 可活动式

三、消毒、铺单、手术室布局

1.消毒区域与膀胱镜检查操作相同，即会阴、下腹和大腿上三分之一区域。无菌巾覆盖面比膀胱镜检查更大，需包括整个胸腹部。

2.输尿管镜和耗材尺度长且柔软，手术室内人员和设备多，易产生拥挤，因此合理布局利于操作，降低污染、误操作等意外的发生。推荐的布局如下：患者取截石位居于中央，麻醉师位于头侧，术者位于患者两腿间（立位或坐位），助手及器械台位于术者右后方；监视设备台车置于术者侧前方，C 型臂置于台车对侧、其显示屏幕位于术者侧方便于室内其他人员观察，能量设备（碎石机或激光）置于器械台前方或术者侧后（图 3-5）。

3.确认物品，润滑耗材，连接管路及摄像，调试后即可准备进镜。

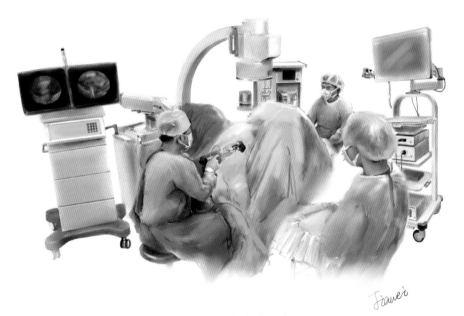

图 3-5　手术室合理布局

注意：现代腔镜手术室已具备整体设计，显示器、光源、摄像等放于吊塔或吊臂上，从而改善室内空间。

四、进入膀胱

尿道和膀胱是输尿管进入上尿路的通路，尽管放置方法与膀胱镜类似，但半硬镜细长，摆幅大更加要求稳定。男女尿道区别很大，男性尿道细长曲折，半硬镜前端纤细容易损伤，进镜时需将阴茎完全提起，必须在直视下操作（图3-6）。女性尿道短且平直宽大，多可直接插入。

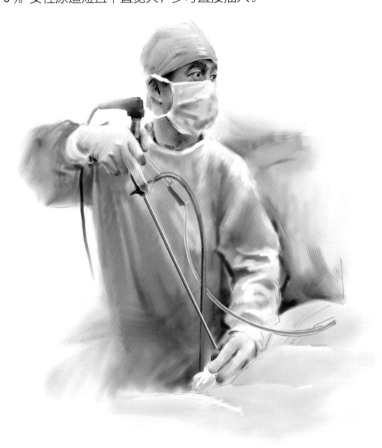

图 3-6　半硬镜进镜

注意：如经验不足，可先行经尿道向膀胱置入导丝，半硬镜以导丝为引导可较容易通过尿道进入膀胱。

五、放置导丝

进入上尿路几乎都需导丝引导，可通过膀胱镜或输尿管镜放置。此操作前可先行膀胱探查，以免遗漏膀胱内的病变。

1. 通过膀胱镜放置导丝

膀胱镜经尿道进入，观察膀胱、输尿管开口及喷尿等，然后对准左侧开口推送导丝达到适宜深度（图 3-7），辅助 X 线更加准确，随后保留导丝退镜。

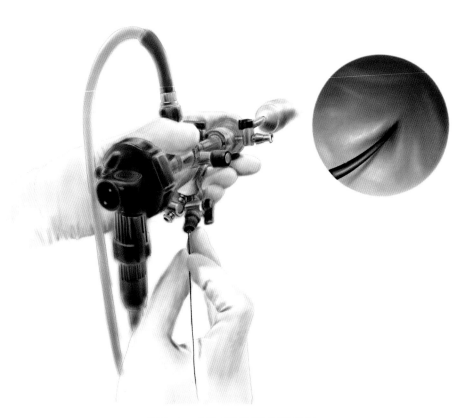

图 3-7　通过膀胱镜放置导丝

2. 通过输尿管镜放置导丝

半硬镜镜体长，进入膀胱后适当观察，随后定位并抵近左侧开口，即可直接将导丝插入（图3-8）。

图 3-8　通过输尿管镜放置导丝

3. 放置双导丝

对复杂病变或初学者，建议输尿管内保留两根导丝，即工作导丝及安全导丝（图3-9）。工作导丝位于工作通道内，引导并承托半硬镜上行，后续操作时需拔除。安全导丝则位于镜体外，上行和操作过程中始终保留，意外时（如损伤）仍维持输尿管连续性。放置双导丝方法如下。

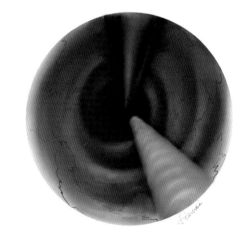

图 3-9　工作导丝（黑）和安全导丝（蓝）

（1）通过膀胱镜：插入第一根导丝后退镜，再次进镜插入第二根导丝。

注意：硬性膀胱镜工作通道宽大，即使镜桥有双开口，第一根导丝也会干扰再次导丝插入，因此建议二次进镜。

（2）通过半硬镜：输尿管插入第一根导丝并沿其进入输尿管开口，然后在镜桥的另一个开口插入第二根导丝（图3-10）；如镜桥为单开口，可拆下镜桥，通过工作通道插入第二根导丝，随后退镜。

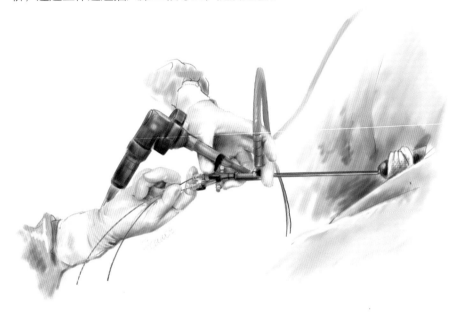

图 3-10　利用半硬镜放置两根导丝

注意：半硬镜粗细直接影响工作通道口径，有时无法同时容纳两根导丝。

（3）通过专用器材：膀胱镜或半硬镜插入第一根导丝后退镜，沿其推送双腔输尿管导管或8/10扩张器进入输尿管，从双腔导管另一腔道或10Fr鞘管中插入第二根导丝（图3-11）。

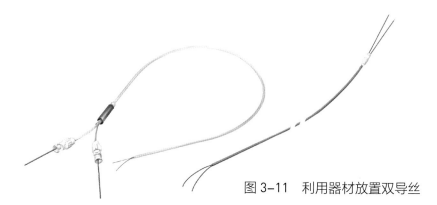

图 3-11 利用器材放置双导丝

注意：超滑导丝安全性和通过性好，但易滑脱，退镜时助手以纱布握持可有效防止脱落。

注意：双导丝有时并非完全为了安全目的，难以通过输尿管某节段时使用双导丝也可有很好效果。

注意：安全导丝建议用 Benson 等非亲水导丝，不易脱落；蓝色或绿色导丝在镜下更易分辨。安全导丝体外应妥善固定，钳夹于大腿内侧铺巾上（图 3-12）。

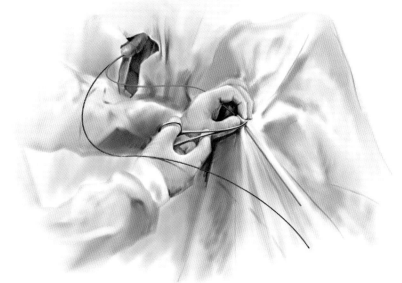

图 3-12 固定安全导丝

六、进入输尿管

半硬镜进入膀胱后，医生取立位或坐位，双手执枪式持镜，依据输尿管开口和管径大小直接或沿导丝进入输尿管。

1. 直接进镜

适于输尿管开口及管腔均宽大（如预置过支架、曾近期排石或做过输尿管镜手术）的病例，可尝试直接进入（图3-13）。

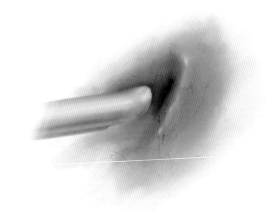

图 3-13　直接进镜

2. 单导丝引导

依托单根导丝进入输尿管。

（1）下压法：半硬镜前端沿导丝抵近输尿管开口，下压镜头扩大缝隙、结合左右旋转进入输尿管。输尿管开口上方组织疏松，下压时容易随之移动，故此法成功率一般，适于较宽大的输尿管开口（图3-14）。

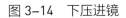

图 3-14　下压进镜

（2）上挑法：也称帐篷式（tent-like）进镜，沿导丝抵近输尿管开口后上下旋转镜体约180°，维持摄像头不旋转，此时工作通道从6点转至12点，导丝出现在视野上方。输尿管开口背侧为稳固致密的三角区，上挑更易拉大缝隙，前端圆滑隆鼻可贴在开口背侧滑入，成功率高，适于绝大多数输尿管开口的进入（图3-15）。

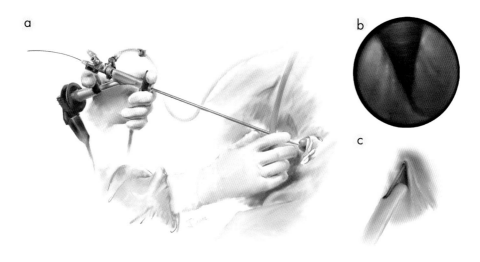

图3-15 帐篷式进镜
a.翻转半硬镜；b.上挑导丝；c.镜下观

注意：因生理性狭窄，壁内段视野因贴壁可短暂消失，此时镜体旋回正位，沿导丝适当调整并继续上行，即可看到管腔。

3. 双导丝引导

单根导丝进镜困难时，可保留导丝退镜。重新进入膀胱插入第二根导丝（工作导丝）进入开口并沿行进镜，角度无固定限制。安全导丝使沿工作导丝进镜更安全，两根导丝可拉大开口缝隙，必要时以输尿管镜前端直接扩张，适于输尿管开口非常窄小的病例（图3-16）。

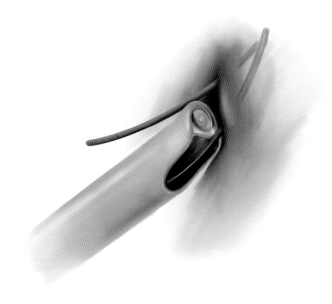

图 3-16　双导丝进镜

注意：不推荐应用 3 ～ 4Fr 普通 PVC 输尿管导管作为进镜引导。

4. 辅助扩张

有时输尿管开口或壁内段狭小，即使导丝引导仍造成进镜困难，可以考虑扩张，方法如下。

（1）水压扩张：通过灌注泵产生脉冲式水柱直接扩张输尿管开口，短时压力达 200mmHg，仅适于扩张开口或极短段狭小的病例，成功率一般。

（2）球囊扩张：以球囊导管沿导丝置于输尿管开口或窄小段，确认位置后充盈扩张。导管常用球囊规格为 4 ～ 6cm、14 ～ 18Fr（图 3-17）。在 X 线监视下更安全有效，扩张压力不要过高，其加压过程宜缓慢，避免损伤或撕裂输尿管。

（3）扩张器扩张：经皮肾筋膜扩张器（女性患者）、输尿管通道鞘和闭孔器（鞘芯）或输尿管扩张探条均可应用（图3-18），沿导丝逐级扩张输尿管开口及壁内段。

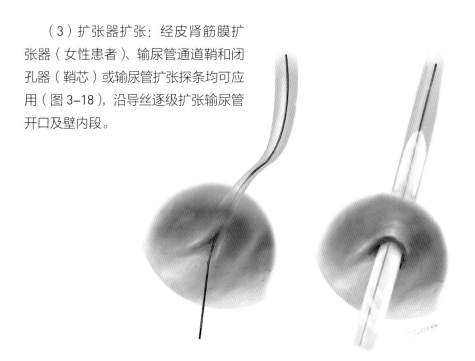

图 3-17 球囊导管扩张

（4）被动扩张：留置输尿管导管或支架5～14天，适于以下情况。①主动预置为输尿管手术进行准备；②术中输尿管镜通过困难或造成损伤，终止操作、放置支架，再行二期手术。

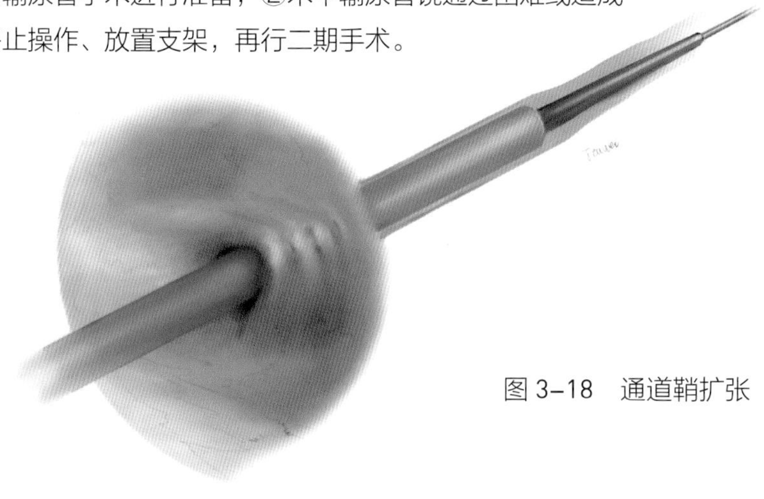

图 3-18 通道鞘扩张

七、输尿管内操作

半硬镜刚性无法弯曲，故仅限于输尿管内操作。进入输尿管后，半硬镜操作包括接近结石、克服迂曲、碎石和取石等。

1. 输尿管内行进

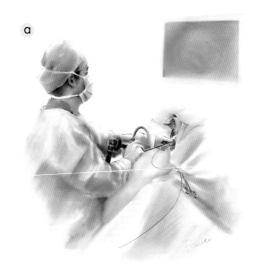

输尿管远段较固定，尤其是跨越髂血管处；近段肌层薄、活动度大。为了稳定，术者宜采取坐位；除经工作通道操作器械时，双手应始终前后把持镜体以操控和相互拮抗（图 3-19），顺应生理弯曲沿工作导丝推进，尽量保持管腔位于视野中央。

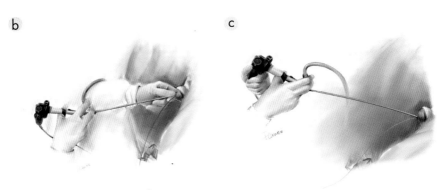

图 3-19 进镜时半硬镜的把持
a. 坐位、平端输尿管镜，目视监视器；b. 正确执镜手法；c. 错误执镜手法

2. 迂曲的处置

迂曲可能来自因梗阻输尿管自身扩张迂曲或管径相对镜体狭小而被动造成。

（1）输尿管扩张迂曲管腔无狭窄，以导丝引导多易克服；而管腔狭窄造成的迂曲也有两种形式，即镜体前方管腔窄小或因镜体渐粗发生抱镜（图3-20）。

（2）如镜体前端窄小，可换更细的输尿管镜或双导丝辅助（平行轨道式，或称 roadway，图3-21）。

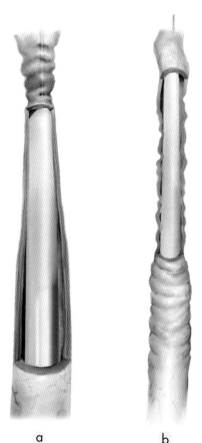

a   b

图 3-20　输尿管迂曲
a. 前方狭小；b. 后方抱镜

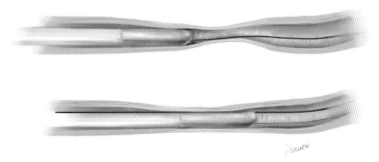

图 3-21　双导丝辅助通过输尿管狭窄处

注意：迂曲的评判需要经验，在镜下表现都为管腔弯曲折叠，有经验者可依据进镜阻力出现的早晚和手感以判别。抱镜（输尿管紧绷包绕镜体）非常危险，处理不当会引发严重损伤。如若发生切勿暴力，可采取加深麻醉（肌松）、注入润滑剂、调整灌注等，轻柔旋转镜体尝试慢慢退出。退出后是否再次进镜要慎重，宜换更细的输尿管镜或放置支架改二期手术。

注意：因迂曲有时导丝无法通过或折返回来，此时可尝试镜下接近直视下放置。如为管腔狭小引起迂曲，适当后撤镜体可使输尿管变直，为放置导丝创造有利条件。

注意：凡因管腔窄小造成的迂曲，建议放置双导丝。

3. 镜下操作

最常处理病变为结石，其次为肿物活检。本例病变为近段结石，当半硬镜到达时，去除工作导丝即可进行碎石和取石。

（1）碎石取石：气压弹道探针碎石时无发热，抵近击打由外周向中央；弹道击打力量大，结石及碎块容易移动，有时需以探针压住继续碎石。激光碎石则应由中央开始，尽快打通建立良好水循环，然后再处理外周附壁结石，降低热损伤风险；光纤应伸出镜头至少 2 ～ 3mm，避免损伤输尿管镜。碎石后以异物钳或取石篮抓取碎块，取出时输尿管镜随同退至膀胱（放置膀胱内待自行排出）或体外（图 3-22）。

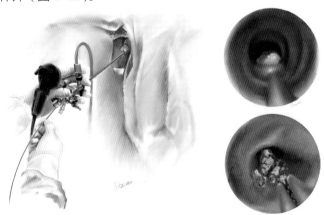

图 3-22 输尿管内激光碎石与钳夹取石

注意：嵌顿性结石常引起管壁的息肉状炎性反应，不宜以激光烧灼导致管壁热损伤。

注意：嵌顿性结石宜放置安全导丝，清石后需确保管壁结石床无残留结石。

注意：避免半硬镜多次反复进出输尿管取石，可增加损伤机会。

（2）关注漂移：结石整体或碎块向近端漂移是半硬镜处理的难点，水流和击打都可引发，甚至直接滑入肾脏。降低灌注与保持视野需权衡，还要兼顾碎石能量，适当阻石是合理的方式（图3-23）。

注意：虽然阻石器可保证视野清晰，仍需控制灌注以防止肾内高压和尿外渗。

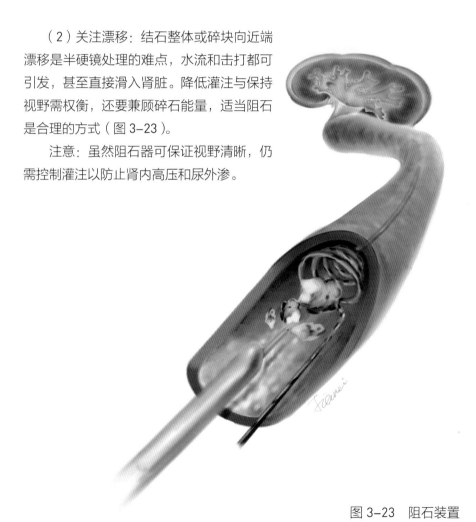

图 3-23 阻石装置

注意：操作时大量灌注液进入膀胱积存，不仅增加上尿路压力，还可压迫远段输尿管影响操作。可采取间断导尿或尿道内同时放置细尿管引流（图3-24）。

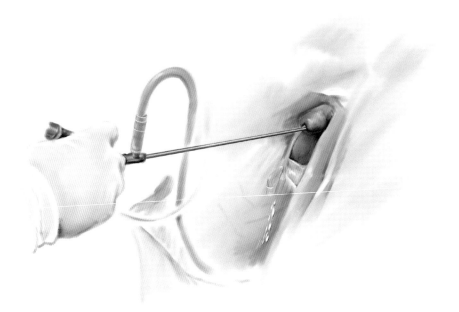

图 3-24 操作时细尿管引流膀胱

八、退镜及放置支架

操作完毕后保留导丝缓慢退镜，同时检查管壁有无损伤，最后放置支架。如果有 X 线指导，放置后即刻确认；退镜后输尿管镜或膀胱镜再次进镜直视放置（图 3-25），术后需摄片再确认。

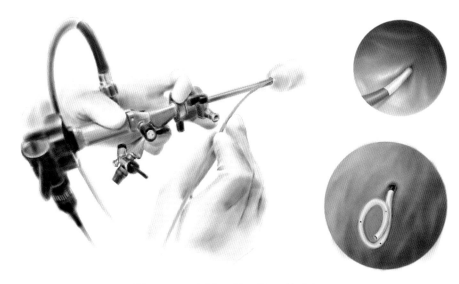

图 3-25　直视下放置输尿管支架

注意：虽然直视下放置支架可确认尾端位置，头端并不一定均能到达正确位置。

第二节　软性输尿管镜的操作

软镜是近年来迅速发展的微创技术，其操作已进入泌尿专科住院医师培训项目。

一、麻醉与体位

1. 麻醉

全麻、椎管麻醉或镇静镇痛等均可采取，推荐首选全麻，除了降低输尿管张力，还可调整控制呼吸幅度，甚至暂停通气以完成肾内精细操作。对一些女性或 UTUC 保肾术后复查的病例，局麻＋镇静镇痛也可顺利完成。

注意：肾脏随呼吸移动对肾内操作有时造成影响，全麻下暂停呼吸是独特优势。根据麻醉师判断和掌握，暂停通气 1 ～ 2 分钟甚至更长时间都是安全的。

2. 体位

与半硬性输尿管镜类似，软镜在截石位与改良截石位均可采取。目前双镜联合应用增多，体位包括分腿斜仰卧位或分腿俯卧位等。

二、消毒、铺单、手术室布局和准备

消毒及无菌巾覆盖范围及手术室布局与半硬镜操作部分相同。需注意软镜操作要常规准备半硬镜或选配膀胱镜，其他器材所用不同。

三、放置导丝

输尿管放置导丝要借助半硬镜或膀胱镜，方法同上（如有预置支架应提前取出）。建议放置双导丝，工作导丝为超滑涂层导丝；安全导丝以 Benson 等非亲水导丝为佳，妥善固定在大腿内侧消毒巾上。

四、进入输尿管

软镜的主要发挥空间在近段输尿管及肾内，多数情况下经通道鞘进镜；某些情况下也可直接沿导丝进镜，俗称裸镜（sheathless）。不依赖导丝和通道鞘的进镜方式称为无导丝进入（wireless），仅少数医生采用，此处不作介绍。

放置通道鞘进镜最常用，国际通行方式是放置导丝后（单根或双根）先与输尿管导管置换行逆行造影，然后在 X 线指导下置鞘。国内放置通道鞘则以直接沿导丝徒手推送，主要依赖手感，也称为无射线（fluoroless）置鞘。

1. 通过通道鞘进镜

通道鞘常用型号为 12 ～ 14Fr，大多数医生主张先以半硬镜探查了解输尿管紧张度，辅助选择鞘管型号；也有部分医生放置导丝后直接置鞘。

（1）润滑：置鞘前以生理盐水充分润滑闭孔器及鞘管内外（图 3-26）。

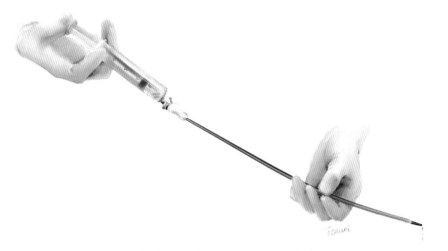

图 3-26　润滑通道鞘及闭孔器

（2）置鞘：鞘管与闭孔器锁定，在助手辅助下术者手持鞘管沿工作导丝推进（双人配合），同时左右轻柔旋转直至所需深度（图 3-27）。通过输尿管开口及远端输尿管往往有一定阻力，适度用力多可通过，同时 X 线观察更佳。

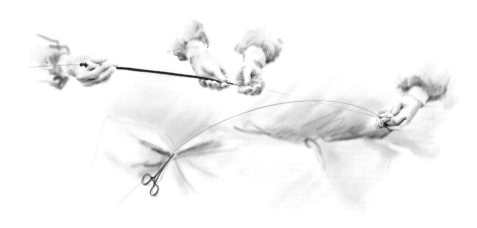

a

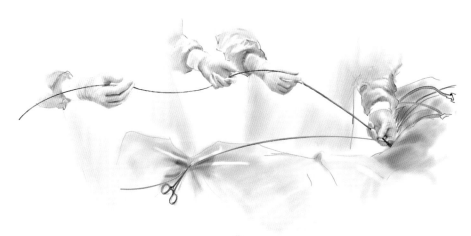

b

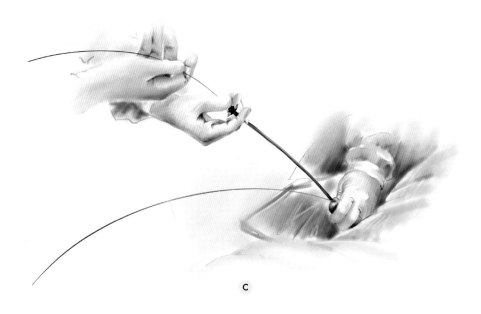

c

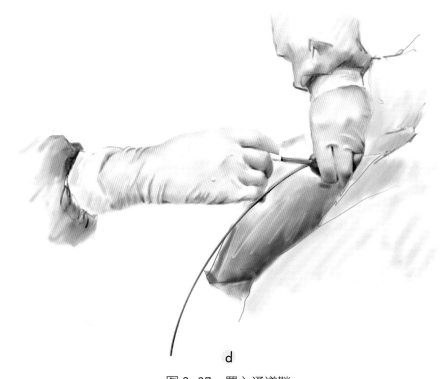

d

图 3-27　置入通道鞘

a. 术者执导丝，助手送鞘；b. 术者接鞘，助手扶导丝；c. 术者推鞘；d. 推进到位

注意：推送通道鞘时，推进手宜左右小幅旋转推进。当有阻力时，可改为双手执鞘扭动推送。

注意：虽文献报告鞘口越接近 UPJ 肾内压越低，但髂血管以上输尿管基本平直宽阔，鞘管头端越过此处即可接受，因此 35 ～ 36cm 鞘管也能满足男性患者。

注意：沿导丝置鞘常在输尿管开口附近遇阻，形变后可致导丝与通道鞘一并脱出进入膀胱，此时放松推送可见鞘管回弹现象。

（3）取出闭孔器：放置到位后取出闭孔器，尿液可从鞘尾流出。如单根导丝建议暂时保留；如有安全导丝，工作导丝可与闭孔器一并退出（图 3-28 ）。

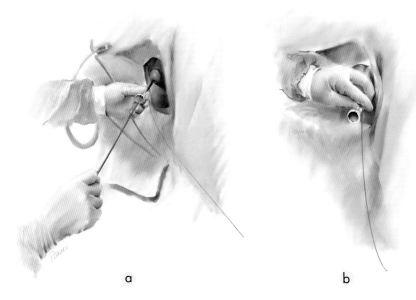

a   b

图 3-28　成功置鞘

a. 推出闭孔器及工作导丝；b. 管鞘和安全导丝

（4）上行进镜：术者右手执镜插入通道鞘，左手放于鞘管尾端，放松站立，平视监视器（图 3-29）。

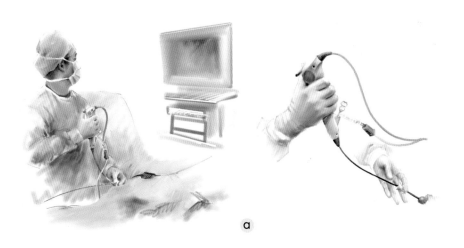

a

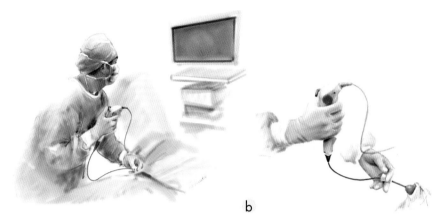

b

图 3-29 站姿和执镜
a. 良好的站姿和执镜手法；b. 不佳的站姿和执镜手法

注意：另一种置鞘方法是将半硬镜经尿道置于膀胱，直视下确认通道鞘上行进入输尿管开口（图 3-30）。

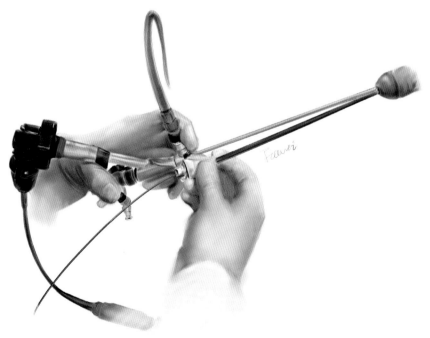

图 3-30 输尿管镜指导下置鞘

2. 裸镜进镜

裸镜进镜（sheathless）即不放置通道鞘，直接沿导丝进镜。

（1）充分润滑软镜工作通道及镜体外部，电子软镜暂不连接镜桥，纤维软镜除此之外不佩戴摄像头和导光束。裸镜依托导丝上行时，因工作通道被占据，灌注基本不起作用。

（2）助手执软镜，术者将工作导丝从软镜头端逆行插入工作通道，二人配合沿导丝顺行推进软镜；当导丝尾端露出工作通道，助手接住并辅助术者继续推送。当软镜头端到达所需深度，术者接过软镜，撤除工作导丝，连接光源、摄像和灌注开始操作（图3-31）。

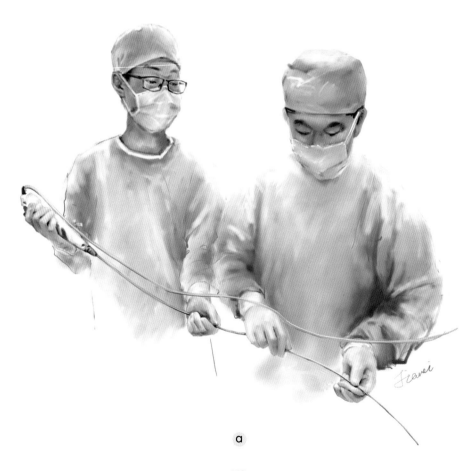

a

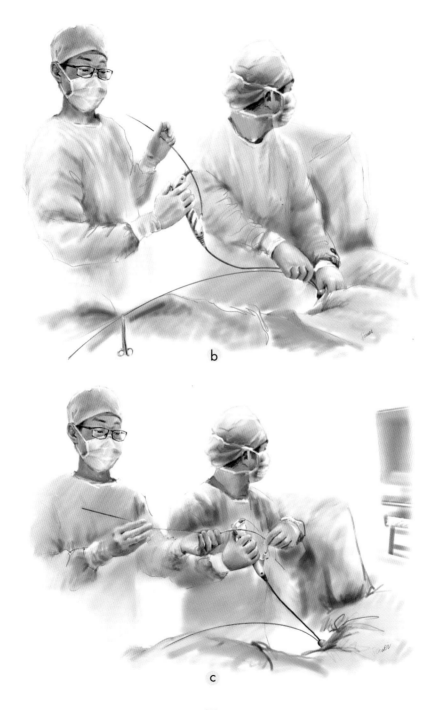

b

c

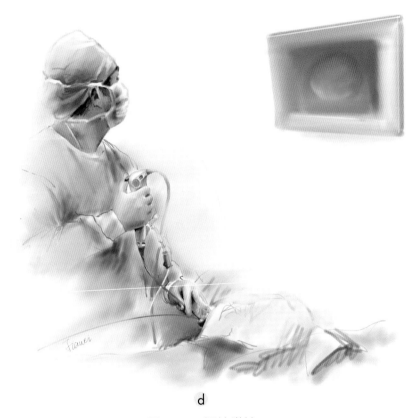

d

图 3-31　裸镜进镜

a. 助手执镜，术者将工作导丝逆行插入软镜；b. 推送软镜，助手接工作导丝尾端；
c. 推送到位、术者接手，撤出工作导丝；d. 连接灌注，术者操作

（3）输尿管开口处如遇阻，可采取类似半硬镜"帐篷式"进镜，翻转软镜配合左右旋转推送通过（图 3-32）；如仍困难，改行通道鞘进镜或输尿管扩张。

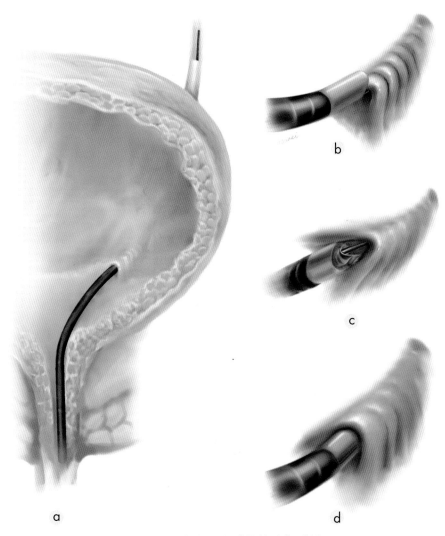

图 3-32 软镜裸镜 "帐篷式" 进镜
a. 裸镜上行；b. 开口受阻；c. 翻转软镜；d. 顺利通过

（4）输尿管内如遇阻，往往是管腔狭小或迂曲所致。此时停止推进并撤出工作导丝，试行直视进镜。迂曲在有安全导丝条件下多可克服；如仍难通过，更换半硬镜探查或扩张后再次尝试。

五、上尿路内操作

　　软性输尿管镜操控方式虽与软性膀胱镜类似，均为六种基本动作——前进后退、上弯下弯、左右转向（图3-33），但镜体更长，面对的解剖和病变完全不同。操作时各个动作并非独立割裂，而是连贯一气、同步调整，甚至须结合术者身体转位。

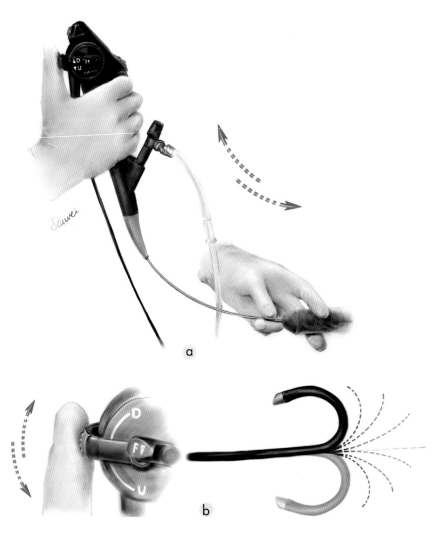

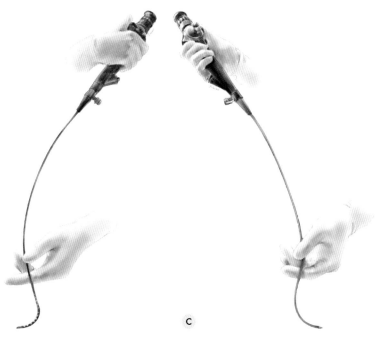

c

图 3-33　软镜操控的六种动作
a. 前进后退；b. 上弯下弯；c. 左右转向

注意：站姿应挺拔放松，避免弯腰下压而导致身体疲劳或软镜损坏。

注意：握持软镜前段手型为示指和中指夹持鞘管尾部或阴茎（固定支撑），拇指与环指夹持镜体（结合右手动作控制进退，图3-34）。

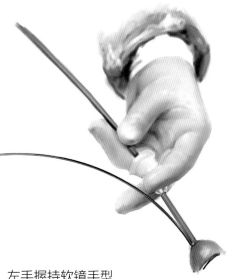

图 3-34　左手握持软镜手型

软镜操作时需插入各种器械，因材质不同而方法各异。镜桥的密封帽通过调节旋钮避免喷溅。插入方法：插入前先关闭灌注、拧松旋钮；然后插入导入器（避免损伤取石篮柔软前端），再置取石篮；到位后旋紧，再打开灌注操作（图 3-35）。激光光纤质硬可直接插入，不需导入器，但关闭灌注、旋松旋紧等步骤同上。

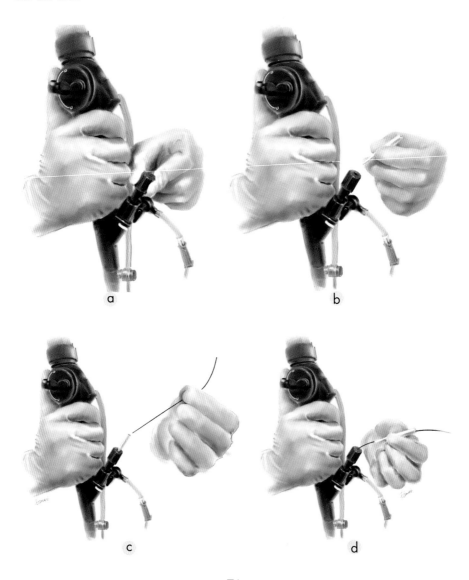

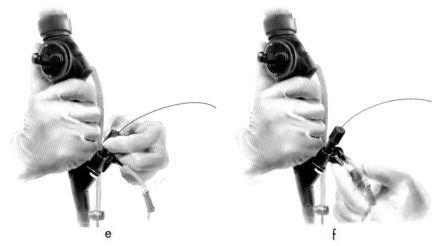

图 3-35　放置器械（取石篮）的步骤
a. 关闭灌注，拧松旋钮；b. 插入导入器；c. 放置取石篮；d. 退出导入器；
e. 拧紧旋钮；f. 打开灌注

注意：光纤插入时要确保软镜弯曲部伸直，避免戳坏工作通道。

注意：球形头端的光纤允许软镜弯曲状通过，但激发后头端耗损、失去保护作用。

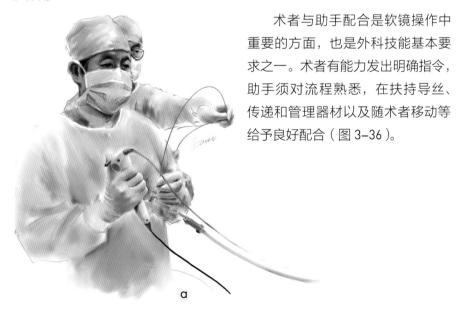

术者与助手配合是软镜操作中重要的方面，也是外科技能基本要求之一。术者有能力发出明确指令，助手须对流程熟悉，在扶持导丝、传递和管理器材以及随术者移动等给予良好配合（图 3-36）。

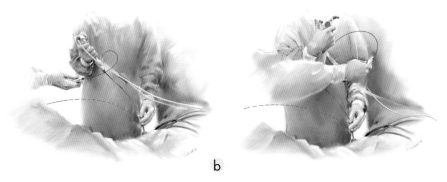

图 3-36 术者与助手的配合
a. 助手"大弓形"呈递光纤；b. 助手持取石篮随术者左右移动

　　软镜虽可弯曲，但在狭小的输尿管内难以充分发挥，肾内集合系统才是软镜主要操作场所，因此，软镜主要针对半硬镜难于到达的近段输尿管或肾内病变。下面以左肾下盏结石的碎石取石为例介绍软镜的操作。

1. 系统探查

　　肾内结构为三维空间且因人而异，进镜后须全面系统地探查了解和规划处理。顺序一般从上组、中组、下组（兼顾腹侧和背侧）、肾盂到 UPJ（图 3-37）。初学者建议在 X 线指导下进行。

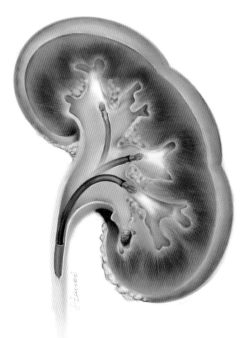

图 3-37 肾内系统性探查（下盏结石）

2. 必要移位

下组肾盏结石（尤其是 IPA 小）是操作难点，原位碎石困难、易损坏软镜，且残石率也高。如此类结石移位至上组或中组肾盏，不仅提高碎石效率，还利于保护软镜。移位方法：以取石篮套取下盏结石并移出，放到上组或中组盏（图 3-38）。

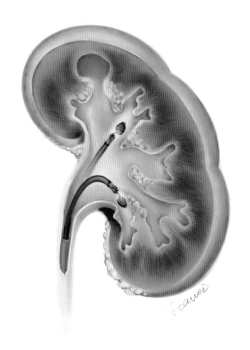

图 3-38　结石移位

3. 激光碎石

软镜仅能依靠激光碎石，尽管方法很多，以粉末化（dusting）和碎块化（fragmentation）两种为主。粉末化是以低能高频从边缘虫蚀样"雕琢"，光纤与结石表面"似接触不接触"可产生良好粉末化效果。结石核心变小后光纤抵住以高能低频进行碎块化，类似"抡大锤"。难于瞄准的小碎块以高频、适当能量持续激发形成局部湍流，类似"爆米花"（popcorn），小块碎石随水流撞击光纤头端或相互撞击进一步变小（图 3-39）。

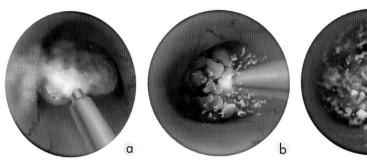

图 3-39 激光碎石
a.粉末化; b.碎块化; c.爆米花

4. 抓取碎块

碎块以取石篮取出体外,取出的碎块大小受输尿管或鞘管口径限制; 3 ～ 4mm 可直接取出,1 ～ 2mm 或更小的碎屑难于抓取,可待自行排出。 取石篮张开形状常用的是四丝的球形或三丝的三角状,前者适于快速抓取效率 高,后者捕获准确性高(图 3-40)。

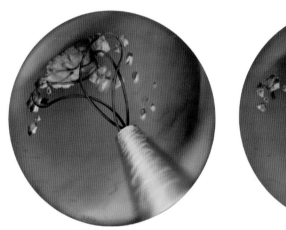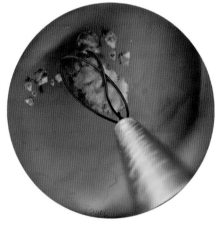

图 3-40 抓取结石

注意:带负压的通道鞘尽管可辅助清石,取石篮抓取仍是主要方式。

注意:取石篮抓取结石后容易遮挡软镜视野,可在宽阔处适当前推即可 改善。

六、退镜及放置支架

1. 再次肾内探查

结束操作前应再次系统性探查，包括各组肾盏和肾盂，最后退至 UPJ 以下直至鞘口内。

2. 检查输尿管

将软镜及管鞘同步下撤，观察输尿管全程有无损伤。

3. 放置支架

已放安全导丝者可直接退鞘和软镜；未放置者，退出输尿管前经鞘管放置导丝。放置支架与半硬镜操作部分的方法相同。

第四章
输尿管镜的术后处理、并发症及对策

输尿管镜手术和操作是在狭小、几近封闭的系统内进行，除了与其他手术类似的术后观察和处置，还有一些特有状况或并发症，需合理和及时地应对。

第一节　输尿管镜的术后处理

输尿管镜是尿路侵入性操作，虽然没有伤口，但操作时仍应仔细小心，操作后需认真观察和适当处置才能保证整体安全性和效果。

一、术后常规

除一般的临床生命体征，术后要结合术中情况进行一系列观察和检查，尤其是可能的感染和引流状况。

1. 术后观察

患者清醒即可返回病房，观察指标包括：生命体征、疼痛程度（疼痛可评分 Visual Analogue Scale，VAS）、尿量及颜色等（图 4-1）。如无特殊不适，4 小时后可恢复进食和下地活动。

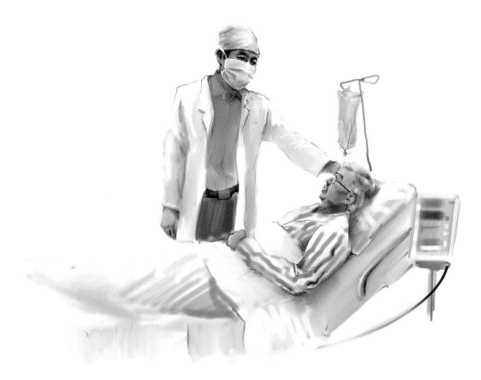

图 4-1　术后观察

2. 化验室检查

术后即刻检查血常规、血气分析及生化，4 小时及次日复查血常规。如有感染征象或合并高危因素者应立即检测降 PCT、IL-6、内毒素以及血、尿培养和药敏试验。

3. 应用抗生素

所有病人均应用预防性抗生素。如果感染高危因素者或术中怀疑感染或感染性结石，同时送检尿培养及结石培养，按照术前培养的结果给予治疗性抗生素。尽管尿路感染革兰阴性菌为主，抗生素使用后仍有发热等感染表现，要考虑球菌或真菌的可能。

4. 影像学评价

恢复活动后给予拍片了解支架位置以及残石情况（图4-2）。没有特殊异常或并发症表现，次日即可出院。

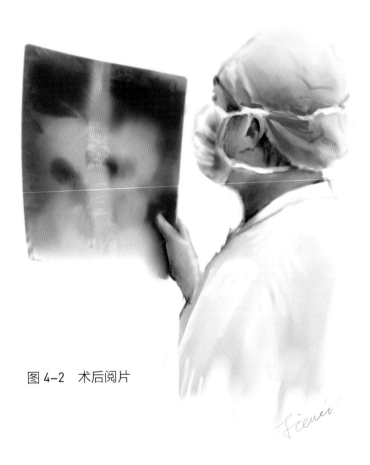

图4-2　术后阅片

二、随访复诊

绝大多数患者术后经短时间观察和感染控制即可出院，但针对的疾病往往并未达到治疗终点，如结石、肿瘤等，需积极随访（图4-3）。

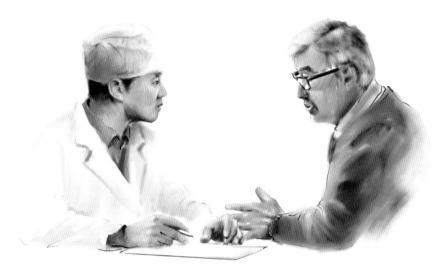

图 4-3　门诊复查

1. 结石样本成分分析是判断结石成因的重要一步。对结石高复发风险者应尽力判明结石成因，个体化地进行代谢评估、解剖结构和感染情况综合分析，尽可能采取病因治疗。

2. 结石术后应关注是否结石残留并及时了解其转归，如清除或复发。其他患者应根据具体手术原因随诊，如监测肿瘤复发、狭窄治疗后的跟踪。

3. 凡是放支架者应建立完善的登记制度，根据手术情况按时拔除或更换。

第二节　输尿管镜手术的并发症

输尿管镜通过或进入尿道、膀胱、输尿管或肾内集合系统，在灌注下维持视野并进行多种操作，因此对整个尿路系统乃至全身都可造成影响。如出现并发症，根据发生的时间可分为近期（围术期内）和远期（围术期外）并发症。

一、近期并发症

发生在术中及术后围术期内并发症，包括出血、尿外渗、支架相关问题、输尿管损伤、器械损坏或损害、发热和严重感染等。

1. 出血

术中出血常因器械操作或灌流引发，导丝尖端刺破、放置通道鞘过深、灌注压变化过大、激光直接损伤等常见（图4-4）。出血影响视野造成操作困难，波及循环的大出血很少发生，但也有包膜下出血、肾周积血，甚至肾破裂的个案。

如视野不清，可暂停操作并适当冲洗或通道鞘放置闭孔器维持封闭压迫，3～5分钟后出血自行停止后继续操作。如出血严重，应终止手术；观察体征、血红蛋白等变化，影像学检查除外肾周血肿或肾实质损伤等。若出血持续且循环不稳定，可考虑肾血管介入治疗。

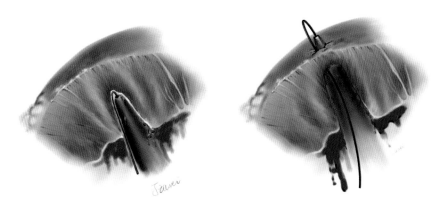

图4-4　置鞘过深损伤肾实质

2. 尿外渗

表现为术后持续疼痛或顽固性血尿，因灌注压过高或集合系统损伤所致，影像学可见肾周及腹膜后渗出或积液（图4-5）。若出现尿外渗，应积极引流减压，如逆行置导管、支架或肾造瘘等，同时控制感染及对症治疗；如积液量大或引发感染，可针对性穿刺引流。

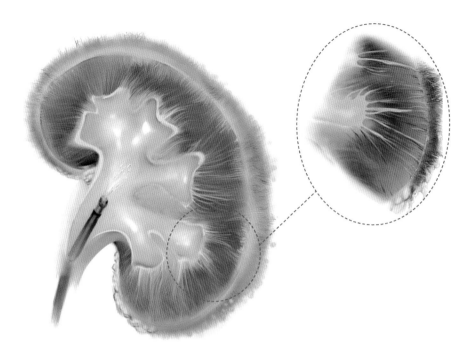

图 4-5 压力过高导致尿外渗

3. 支架相关并发症和争论

输尿管镜术后通常放置支架，目的是引流上尿路或扩张输尿管。尽管从材料到形状不断进化，支架的异物性质仍导致一系列问题。

（1）位置不佳：缺乏术中 X 线情况下，支架位置不佳并不少见，可导致再次调整、重新放置或引流问题。放置过深致支架上移，取出时须麻醉下行输尿管镜；过深还可能穿破集合系统、损伤肾实质；放置过浅、支架顶端未达肾内，可能达不到引流目的。即使放置成功，少数情况下支架会发生自行移位（图 4-6）。

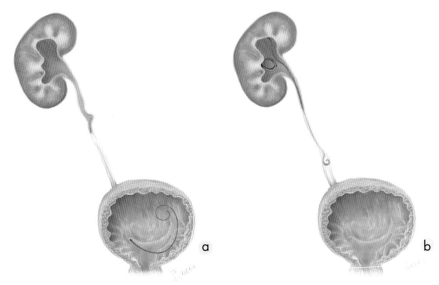

图 4-6 支架位置过浅或过深

a. 过浅；b. 过深

注意：支架位置不佳时，是否立即调整需综合判断，不宜贸然操作导致额外痛苦。

（2）尿路刺激：支架引发尿频、尿急、尿痛、血尿、腰痛等非常常见，也是患者术后最大的不适主诉。有报告显示 α 或 M 受体阻滞剂可一定程度减轻症状，但根本性解除仍是去除支架，绝大多数支架在术后 1 ～ 2 周内即可取出。

（3）炎症与感染：单纯尿常规阳性合并尿路刺激多见于支架炎症反应，一般不需积极抗感染处理，但合并发热需积极对待，尤其感染高危者。即使位置无误，术后发热和感染也可发生。如支架导致系统性感染，需正确区分是因为支架反流还是自身阻塞，适当采取留置导尿、更换支架或导管引流、经皮肾穿刺造瘘或及早去除等手段。

（4）取出延迟或遗忘：除极少特例，所有支架均应在时限内拔除或更换，但临床上延迟或遗忘仍时有发生。支架存在感染或成石风险（图 4-7），逾期滞留还可引发梗阻或肾功能损害，常需再次手术取出，严重者可危及器官乃至生命，建立支架登记制度有助于预防此类事件的发生。

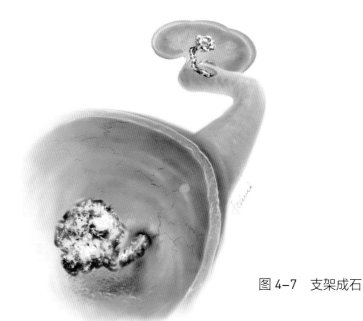

图 4-7 支架成石

（5）术后是否常规放置？支架可引起不适和并发症，是否常规放置存在争议，但多数医生仍选择放置。如仅短期放置，可选择输尿管导管替代，将其和 Foley 尿管固定，术后 2 ～ 3 天一起拔除（图 4-8）。

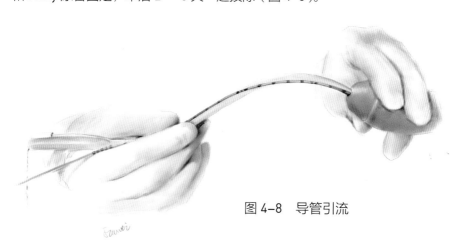

图 4-8 导管引流

（6）术前是否预置支架？预扩张可显著降低软镜难度，但须额外操作，还有支架相关不适和并发症。目前主流观点不支持常规预置，对初学者或难度较高的病例可选择性预置，既降低了难度，还允许放置更粗的通道鞘、降低肾内压，清石率更高。

4. 输尿管损伤

输尿管镜操作对管壁产生直接影响，虽有可参照的损伤分级（表4-1），但作者认为并未能囊括所有损伤。

表4-1 输尿管镜术后损伤分级（postoureteroscopic lesion scale，PULS）

级别	描述
0	无损伤
1	黏膜表面擦伤和（或）黏膜明显水肿或血肿
2	黏膜下损伤（假道形成）
3	穿孔，损伤小于管壁的50%
4	穿孔，损伤大于管壁的50%
5	完全离断或撕脱

（1）黏膜擦伤（abrasion，PULS 1级）：导丝、通道鞘或镜体引起的擦伤常见，黏膜局部充血、水肿，多无需特殊处理。

（2）假道形成（false passage，PULS 2级）：导丝、支架、通道鞘或镜体等通过管壁表面的破损潜行到黏膜下形成隧道，肌层尚连续（图4-9）。如及时发现（镜下或X线造影）返回管腔多数仍可继续操作，术后放置支架2～4周。

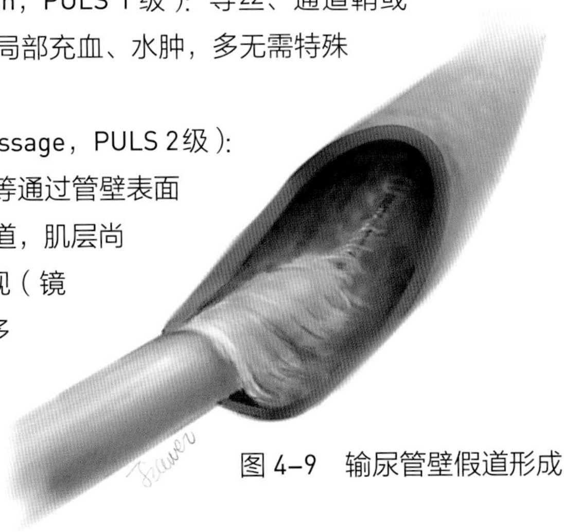

图4-9 输尿管壁假道形成

（3）黏膜剥脱（avulsed mucosa，未编入分级）：管腔狭小强行上镜可导致节段性的黏膜脱落，管壁肌层直接暴露于尿液可引起炎症反应甚至纤维化（图4-10），尤其节段较长（超过2～3cm）。因此，管腔狭小不可勉强操作，采用之前克服狭窄的处理方式或终止操作，避免长段剥脱；如已出现较长剥脱，留置支架至少4周并积极观察远期的狭窄可能。

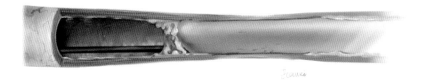

图4-10 输尿管黏膜剥脱

（4）穿孔（perforation，PULS 3～4级）：器材、输尿管镜、激光等均可直接穿透全层（图4-11）。如穿孔小于管壁1/3～1/2并及时发现，非复杂性操作仍可继续，结束后支架保留2～4周。较大穿孔须及时终止操作，放置支架并观察尿外渗、感染等征象，待二期再行手术；同时关注远期输尿管狭窄的可能。

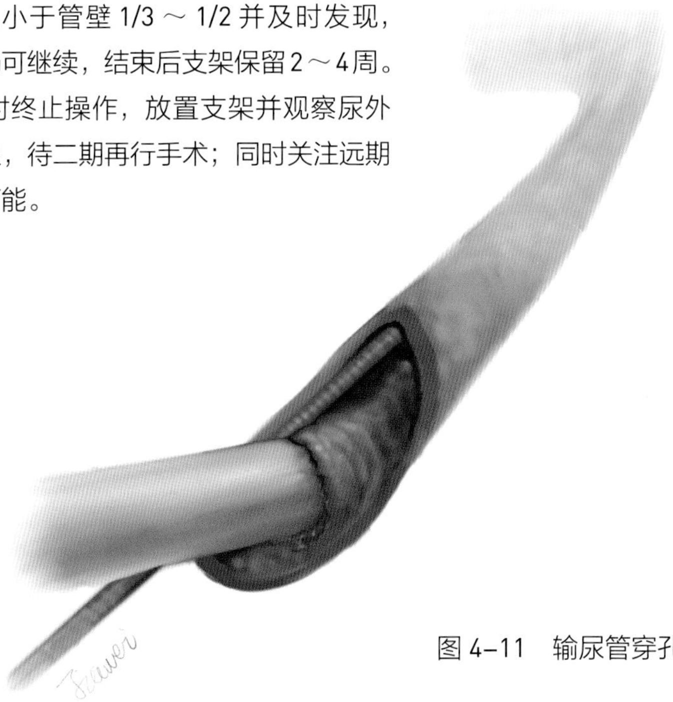

图4-11 输尿管穿孔

（5）输尿管撕脱（avulsion，PULS 5 级）：即输尿管断裂，虽发生率不高
（＜ 0.5%），却是灾难性的（图 4-12）。多由于取石篮套取结石过大，强行拉
拽镜体或管鞘相对输尿管过粗发生抱死所致，与操作者的经验直接相关。断裂
可发生于输尿管任何地方，但近段输尿管肌层薄弱，尤其是 UPJ 附近，故断
裂常见于此处，严重者整条输尿管可被拖至膀胱内或体外。输尿管撕脱需行抢
救性手术，肾切除可能性很大，因此，预防的意义远远大于补救。

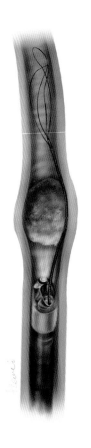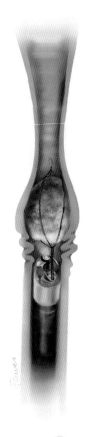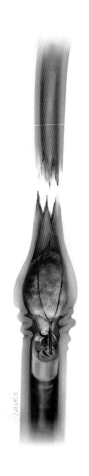

a

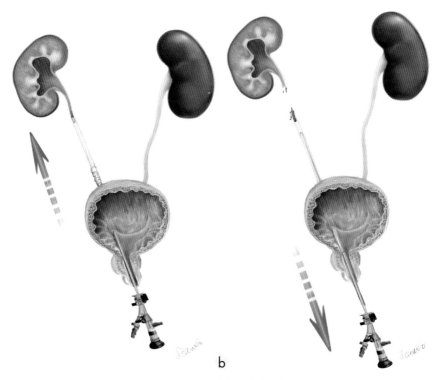

图 4-12　输尿管撕脱

a. 套石过大强行拖曳；b. 抱镜后粗暴撤镜

5. 器械设备相关的损害或损坏

输尿管镜操作涉及器械设备多样，非正常使用或误操作有可能对患者、医务人员、器械设备本身造成危害。

（1）手术室内人员的潜在伤害：包括患者和医务人员。如术中 X 线设备的安全使用要遵循 ALARA（as low as reasonably available）或最小足够原则的辐射应用，即采取时间、距离和屏蔽的三重防护；另外，激光器误激发对周围人员伤害不容忽视，空气中激光传递距离远远大于液体中，易损害部位包括眼部、裸露皮肤等，还可引燃衣物、甚至火灾。

（2）器械损坏：在操作、清洗和保养、消毒、转运等都有可能出现。如操作不当，即使半硬镜也可发生弯折（图 4-13），甚至完全折断而中转开放手术；软镜长时间处于弯曲位导致传输光纤部分折断（视野黑点）或操控钢丝断裂；转运或消毒不当直接损坏输尿管镜。

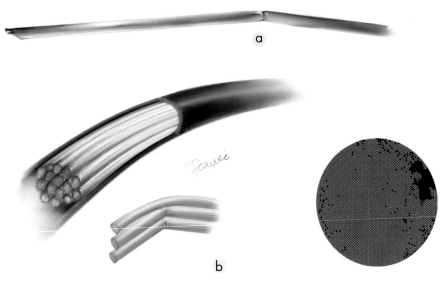

图 4-13　输尿管镜的损坏
a. 半硬镜折断；b. 软镜导光束部分折断，镜下"黑点"

（3）激光相关损坏：随着临床激光大量使用，器械设备损坏也日渐增多。光纤未伸出通道的误激发可直接击穿内镜（图 4-14）；软镜未伸直即插入光纤，可造成工作通道破损和渗漏。搬动或污损引起激光器内部聚焦偏倚，散射可使光纤或聚焦透镜受损而无法工作；如光纤漏光还可损坏内镜，因此激光器和复用光纤都需经常检查、校对和维护。

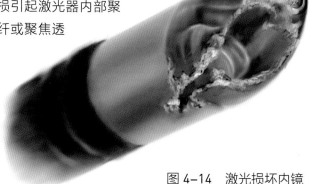

图 4-14　激光损坏内镜

6. 术后发热及尿源性脓毒症

术后发热并不少见，但尿源性脓毒症则可能致死。术后发热首先要判明是否引流通畅，如除外石街形成或支架梗阻。严重感染往往起病急，有时在术中即可发生，寒战、表情淡漠，体温也不一定升高。因此，术前应评估和预判感染、辨别高危因素，除应用围术期抗生素，对术中和术后表现、感染指标和生命体征均应重视。一旦出现要积极引流、抗休克、抗感染、全身支持，并及时转入 ICU 复苏（图 4-15）。

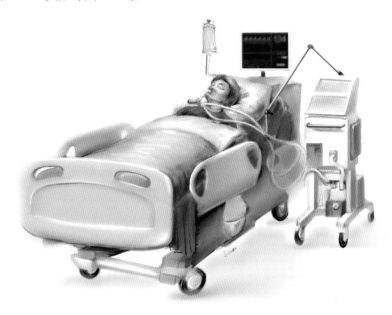

图 4-15　重症感染 ICU 复苏

二、远期并发症

超出围术期的并发症，往往是治疗后正常去除输尿管支架后出现，如输尿管狭窄、结石残留或复发以及其他治疗效果不满意等。

1. 输尿管狭窄

可来源于病变本身或医源性引发，包括嵌顿性结石长期刺激（慢性炎症和管壁变性）、既往手术或反复多次体外碎石、严重的输尿管穿孔、长段黏膜剥脱、激光热损伤或结石嵌入管壁未清除等。常见表现为术后再次出现症状及肾积水，随时间延长而加重；如出现，依据狭窄性质、严重程度和长度选择腔内、腹腔镜或开放成型手术修复。

2. 结石残留与复发

结石是输尿管镜处理的主要病变，清石率（stone free rate 或 SFR）和残石大小的标准尚未完全统一，评价手段包括 KUB、B 超或 CT 平扫（NCCT，常规或减低剂量）；SFR 记录时间也分为即刻、术后 1 个月和术后 3 个月等不同。即使完全清除，结石仍存在较高复发机会，需长期观察，尤其是存在复发高危因素或反复接受外科治疗者。

3. 其他治疗的后续问题

如 UTUC 保肾治疗后的肿瘤复发、肾盂旁囊肿或憩室治疗未成功、狭窄治疗后肾功能仍恶化等。

第五章
输尿管镜的特殊应用

因其微创特点以及器械设备和技术的不断优化和成熟，输尿管镜应用范围逐渐从结石扩展到其他病变。尽管新适应证在临床上取得一定效果，如输尿管狭窄、肾内肾外囊性病变和上尿路尿路上皮肿瘤等，因发病率不高、观察例数有限、研究设计约束等原因，逆行腔内治疗的证据还在积累中。因此，输尿管镜技术在这些方面的应用仍具有探索性。

第一节 输尿管狭窄腔内治疗

近年来，输尿管狭窄（ureteral stricture）的发生率伴随着微创外科的发展呈现上升趋势。据统计，医源性狭窄已占到全部输尿管狭窄病例约四分之三，换言之，大多数输尿管狭窄与外科手术或治疗（如放疗）相关；而且，医源性狭窄多为缺血性（管壁血运严重受损、瘢痕化），以盆腔外科、妇产科和泌尿外科手术最多见，泌尿领域中又以输尿管镜手术最突出。由于狭窄部位、长度和性质各不相同，传统修复方式以开放手术为主，具有损伤大和可重复性差等缺点，输尿管镜技术在处理狭窄中发挥了一定作用。

一、输尿管狭窄定义与分类

输尿管狭窄是指各种原因引起的输尿管管腔变窄，导致尿道梗阻和肾功能障碍。狭窄的原因和分类很多，简略包括先天性和后天性（获得性）、原发性和继发性、内源性和外源性、良性和恶性以及缺血性和非缺血性等（图5-1）。

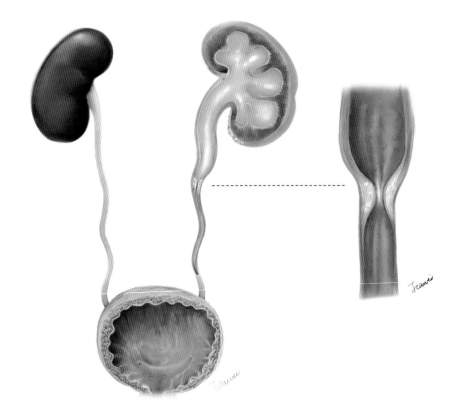

图 5-1　输尿管狭窄

二、输尿管狭窄腔内治疗的适用范围

　　目前严格意义的输尿管狭窄腔内治疗的适应证尚不统一，临床上倾向于针对短段（1.5～2cm）、非缺血性或部分缺血性、新近发生（非陈旧性）的狭窄。不利因素包括长段、缺血性、陈旧性、放疗性和外源性等狭窄。

　　外源性和恶性肿瘤所致狭窄除了单纯支架内支撑或肾造瘘，一般不选择其他腔内治疗。原发性狭窄应除外异位血管的因素，尤其是先天性的 UPJO。

　　输尿管狭窄引起尿路梗阻，进而危害肾功能，处理前除了解狭窄性质，详细的评估对治疗和随访非常重要，主要涉及三方面：症状学、形态学和功能学。症状学包括疼痛和尿路感染（发热、尿常规、尿培养等）等问题；形态学为肾积水及程度、肾皮质厚度、狭窄部位和长度等（B超、NCCT、造影等）；功能学是患肾分泌和排泄功能评价，包括KUB+IVP、强化CT、肾图（分肾功能）等。

有些患者因狭窄接受肾造瘘，引流前后的肾皮质变化、每日引流尿量、尿比重、尿pH、尿液生化等也可以辅助了解患肾功能状态。

三、输尿管狭窄腔内治疗方式

狭窄腔内治疗方式包括支撑、扩张、内切开等。下面主要描述逆行输尿管镜技术。

1. 内支撑

以各种支架扩大狭窄段管腔，达到引流或降低尿流阻力的目的。

（1）单纯支架支撑：对狭窄本身的治疗意义不大，仅起引流目的（图5-2）。可放置普通支架、抗压支架或猪尾型全金属支架，需定期更换，间隔3个月到1年不等；适于无法或不愿接受修复的患者，如恶性肿瘤晚期。

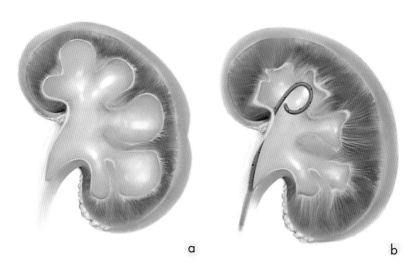

图5-2 单纯支架支撑
a. 狭窄肾积水；b. 支架后积水减轻

（2）网状记忆合金支架：镍钛记忆金属具有体温下膨胀复形的特点，以此材质制作的金属支架即是利用此特点撑开狭窄段，外观呈网状编织型或紧密螺旋型（图5-3），长度甚至可定制；为了对抗支架腔内组织增生，也有内衬覆膜设计。此类支架放置时需特制植入器，理论上放置后均需更换，但因更换难度和潜在损伤大于普通或猪尾型金属支架，因此如没有并发症可不用频繁更换。

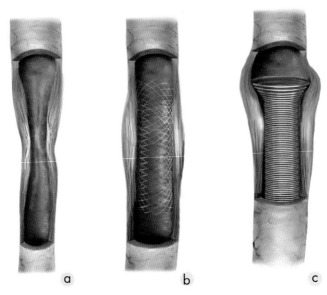

图 5-3 记忆合金支架
a. 输尿管狭窄；b. 网状支架；c. 螺旋支架

2. 腔内狭窄成形术

腔内成形目的是打破已形成的瘢痕纤维环，治疗后镜下以见到输尿管外脂肪或逆行造影造影剂外溢为成功标准。由于输尿管狭窄长短、部位、程度不同，经常需要进行顺行（经皮肾）和（或）逆行的处理，要求医生对各种内镜技术和体位运用掌握全面。在狭窄不长的前提下，理论上成功率与管腔扩大的直径呈正比，即越粗越好。

（1）单纯扩张：靠近输尿管开口或 PUJ 处的输尿管狭窄，可经尿道或经皮肾直接放置扩张器（筋膜扩张器等）进行逐级扩张至18Fr或更粗（图5-4）。扩张后镜下或造影进行确认，最后放置支架支撑。

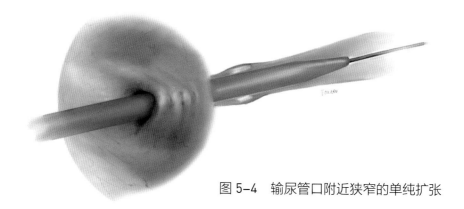

图 5-4　输尿管口附近狭窄的单纯扩张

（2）球囊扩张：利用球囊导管进行扩张，强烈建议在 X 线监视下进行（图 5-5）。

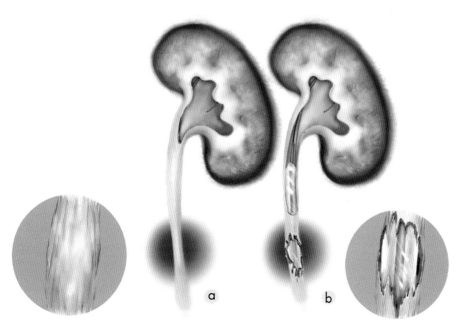

图 5-5　球囊扩张
a. 狭窄通过两根导丝；b. 球囊扩张、全层裂开

– 通过狭窄放置双导丝（如困难，也可单导丝），其中一根替换为导管行逆行造影，C 型臂监视下确定狭窄部位和长度（可在体表放置标记）。

– 导管重新替换为导丝，沿工作导丝推送球囊扩张导管，使狭窄处位于球囊两端标记点之间。

– 透视下注射含造影剂液体，低压下见狭窄处形成"蜂腰状"；然后加压泵继续加压至 20～30 个大气压（atm），透视下球囊完全充盈伸直。

– 维持扩张 3～5 分钟，随后完全吸净球囊后退出导管。

– 即刻逆行造影见造影剂外溢或输尿管镜探查见周围脂肪确认扩张效果。

– 必要时可重复扩张 2～3 次，最后放置单支或双支支架。

注意：如放置双支支架，需沿双导丝同时推送。

（3）内切开：可单独应用或与球囊扩张配合，球囊难以撕裂瘢痕或效果不佳者也可施行。方法如下：放置双导丝，沿工作导丝进镜。镜下以激光（钬激光或铥激光）全层切开狭窄段的输尿管壁，直至见到周围脂肪。切开范围一般要超出狭窄上下缘至少 5～10mm（图 5-6）。

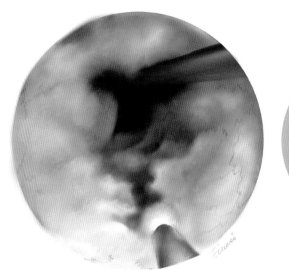
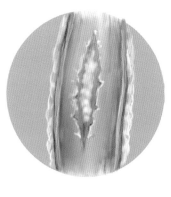

图 5-6 输尿管狭窄内切开：超过瘢痕全长

注意：内切开曾采用冷刀，现在的输尿管镜微小化只能使用激光进行切开。

注意：切开方位要注意毗邻血管和脏器，推荐如下：上段和下段位于外后方，中段（髂血管搏动附近）位于外前方。

（4）会师术：适于完全闭锁、单方向无法打通的情况，长度应＜2cm。顺行和逆行同时放置导丝及输尿管镜，相对距离最近处以激光切开输尿管，并以灯光、导丝抽动或镜体摆动寻找另一端，将对侧导丝引导或拉至另一侧，最终达到复通。此手术难度高，需成熟的经验和配合以及完备的各种器械和设备。

（5）狭窄支撑：无论是单纯扩张或内切开成型，输尿管内需留置支架进行支撑。留置包括：单支架（6～7Fr）、双支架（6Fr）、异型支架（支架局部增大，可达（12～14Fr）等。放置时间差异很大，多为8～12周（2～24周，甚至更长），没有统一标准。

注意：狭窄处理需定位准确、扩张或切开有效，强烈建议X线指导下操作。

四、术后处理及疗效评估

1. 术后常规

术后观察及处置与普通输尿管镜手术类似，除外出血、感染等并发症，拍片证实支架位置良好即可出院。除特殊情况外，支架保留时间一般以操作医生的经验而定。

2. 疗效评估

与术前类似，狭窄腔内治疗术后要进行疗效评判，且必须建立在比较的基础之上。评判在拔除支架前就开始，内容包括症状学、形态学和功能学，所有观察项和检查指标都应与治疗前的结果比对。治疗成功的标准分为完全缓解、治疗有效和治疗无效，包括症状消失或减轻、肾积水消退或减轻以及功能性评价患肾功能好转或与术前持平。因患者选择、腔内方式、疗效评价等存在很高的不确定性，成功率27%～85%，因此长期严格的随访十分重要。

（1）B超：评估有无肾积水及积水程度最直接的手段，具有简单快速的优点，但检查者的主观性和检查者之间的差异较大。临床上轻、中、重的程度分级非常模糊，一些中心将肾积水分为0～4级（图5-7），也缺少统一量化指标和文献支持。为降低人为误差，B超随访建议选择固定的医生和医院连续监测。

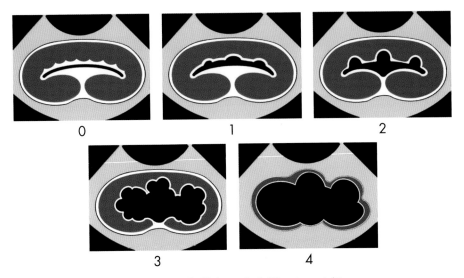

图5-7　B超的肾积水分级：0～4级

0级：正常肾脏；1级：仅肾盂分离；2级：肾盂及肾大盏扩张；3级：肾小盏开始不规则扩张，肾实质尚好；4级：集合系统全面扩张＋肾实质变薄

（2）KUB+IVP（静脉肾盂造影）：通过患侧上尿路的显影时间和排泄情况，尤其是造影剂通过狭窄的影像，反映治疗后肾功能和狭窄疗效；但显影受每次摄片条件的影响，对比较困难。

（3）NCCT+强化CT：其目的和意义与KUB+IVP类似，对肾积水程度判断更加客观，造影剂填充和排泄的问题与IVP类似。

（4）肾图：包括动态肾显像和利尿性肾图，可通过双侧肾脏肾小球滤过率（glomerular filtration rate，GFR）测量肾功能。注射利尿剂利于区分是否存在机械性梗阻。肾图受到外界影响大，每次检查有波动，解读时除了GFR的绝对值，也要关注双侧排泄的相对值。

（5）随访：一般认为狭窄腔内治疗后应连续观察不少于 2 年，表 5-1 是作者推荐的术后随访计划，读者可根据具体情况自行设定。

表 5-1　输尿管狭窄术后的推荐随访计划

	症状	化验室	B 超	IVP/ 强化 CT	肾图
术前	√	√	√	√	√
支架去除前	KUB + B 超 /NCCT				
支架去除（月）					
1	√	√	√		
3	√	√	√		√
6	√	√	√	√	√
9	√	√	√		
12	√	√	√	√	√
15 ～ 18	√	√	√		√
24	√	√	√	√	√

注意：去除支架后不宜过早复查或评判，有文献报告支架拔除 3 天后肾积水检出率达 54%，部分病例肾积水直至 2 月后才消退。

第二节　肾盏憩室及肾盂旁囊肿的输尿管镜治疗

肾盏憩室（calyceal diverticulum）和肾盂旁囊肿（parapelvic cyst）是两种不同的、与肾脏相关的囊性病变，位置隐匿或与肾脏重要结构关系紧密，开放或腹腔镜等外科处理存在一定难度。由于软性输尿管镜的发展，近年来针对症状性的肾盏憩室和肾盂旁囊肿进行了一定探索。

一、肾盏憩室的软镜处理

肾盏憩室是与肾盏相通的囊性结构，内部覆有尿路上皮但不具有分泌尿液的功能，可无意中发现或因腰痛、血尿、感染或结石等检查而发现，个别病例可发生积脓甚至尿源性脓毒症（图5-8）。

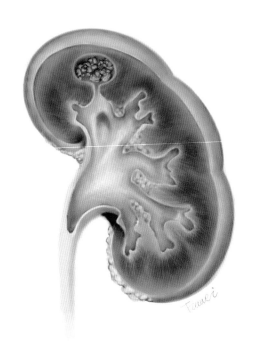

图 5-8　肾盏憩室

症状性憩室具有外科处理的指征，传统治疗包括体外冲击波碎石术、经皮肾镜手术、腹腔镜或开放手术等。软镜和激光从内部扩大或切开憩室颈部，可同时处理腔内结石；能否找到憩室开口是成功处理的关键。

1. 软镜治疗肾盏憩室步骤

大多数憩室位于肾脏上盏或中盏，为软镜处理提供了有利条件。下面以上组背侧盏憩室合并多发结石为例进行介绍（图5-9）。

（1）常规置导丝、置鞘，软镜逆行进入，系统性探查。

（2）以术前影像为指导，在上盏背侧找到憩室开口（位于肾乳头边缘）。

（3）以200μm钬激光光纤切开憩室开口（0.8～1J，15～20Hz），软镜通过。

（4）憩室内多量淡黄色颗粒状不规则结石，继续以钬激光碎石。

（5）退镜至憩室开口，激光切开扩大。

（6）更换取石篮取出结石碎屑至体外或肾盂。

（7）退镜和鞘，放置输尿管支架。

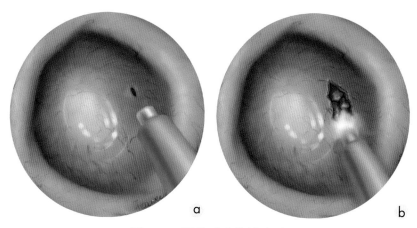

图5-9　肾盏憩室软镜治疗

a. 憩室开口；b. 切开开口

2. 确定憩室开口的对策

憩室开口通常不在肾盏内乳头中央，而是周边甚至盏颈，且方向各异。直接寻找难于发现时，可考虑辅助灌注染料液体或造影剂（图5-10）、经皮肾穿刺或其他方式。

（1）灌注染液：灌注含有染料液体填充肾内集合系统，如稀释的美兰或碘伏，因存在交通，憩室也会填充，然后以生理盐水快速冲洗至集合系统内基本清亮后停止。由于憩室液体引流滞后，此时软镜在目标盏内仔细观察染液溢出之处，即为憩室开口。

（2）X线辅助：上述方式基本类似，液体中除染料还加入造影剂。灌注填充、清洗寻找的方法相同，X线监视可直接了解填充和清洗的效果，并可指导软镜在准确位置寻找，即目标盏内。

（3）经皮肾穿刺辅助：B超或X线指导下穿刺注液。

（4）其他方式：腹腔镜、开放手术对部分憩室病例也可选择。

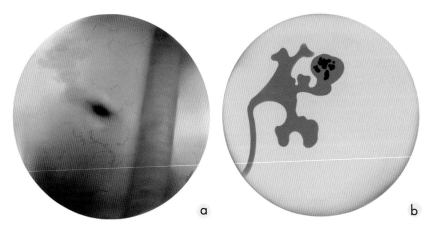

图 5-10　寻找憩室开口
a. 灌注的美蓝液体溢出憩室开口；b.X线辅助

二、肾盂旁囊肿的软镜处理

肾盂旁囊肿泛指紧邻肾门部的囊性病变，可来源于肾实质（单纯性肾囊肿）或肾门部其他组织的囊性改变（如血管、淋巴或脂肪），后者称为肾窦囊肿更为准确（图5-11）。

肾盂旁囊肿很少合并症状，多因其他疾病检查而发现。少数具有临床症状者表现为腰痛、血尿、高血压或局部肾积水等，CTU是最佳诊断方式。由于毗邻重要结构，开放或腹腔镜囊肿去顶或造袋术有一定风险，虽然曾有半硬镜治疗的报告，因资料欠系统难于形成说服力，软镜应用的拓展为内引流提供了一种可行的微创选择。

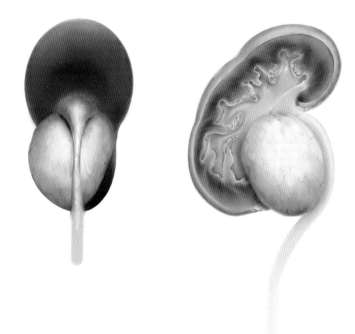

图 5-11 肾盂旁囊肿

1. 软镜处理肾盂旁囊肿的步骤

以肾窦下部贴近肾盂的囊肿为例进行介绍（图 5-12）。

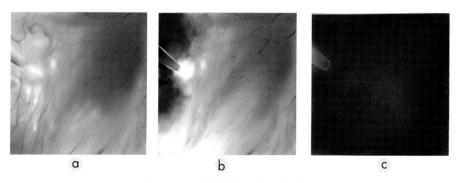

图 5-12 软镜处理肾盂旁囊肿
a. 囊壁镜下观；b. 激光切开囊壁；c. 软镜进入囊腔

109

（1）常规置鞘，软镜进入肾内集合系统探查。

（2）结合术前影像学确定方向，镜下确定囊肿位置两种方法：一为压迫形成腔内隆起，二为囊肿最贴近位置肾盂黏膜由淡粉色变为半透明的淡蓝色。以钬激光切开肾盂或肾盏黏膜、疏松脂肪及囊肿壁。

（3）软镜进入囊肿探查确认。

（4）退至集合系统，尽量扩大囊壁切口长度，也可"十"字形切开。

（5）退鞘和软镜，放置支架。

2. 寻找囊肿的对策

囊肿可在各个方向，即使影像学资料和镜下表现做参考也不一定能准确，切开后出血也会影响观察，必要时需其他方式辅助。

（1）超声指导：结合术前CT等资料，确定囊肿所在区域和对集合系统的影响。术中应用B超实时监测囊肿与软镜头端的相互位置，当镜下辨认困难时，B超下软镜头端与囊肿位置最近处以激光切开肾盂壁（图5-13），在深方继续寻见囊壁。当囊壁被切开时，超声会显示"冒烟状"影像。

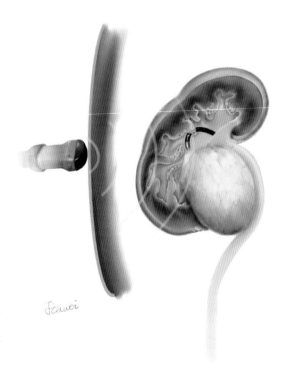

图5-13 B超指导软镜治疗肾盂旁囊肿

（2）经皮肾辅助：在B超指导下对囊肿穿刺，可有几种处理：腔内注射美兰液体、穿刺贯穿囊肿和集合系统、针式肾镜辅助等。

（3）其他方式：腹腔镜、开放手术对部分肾盂旁囊肿病例也有选择。

三、术后处置与随访

　　针对上述两类病变的术后处理与普通输尿管镜手术没有区别。有文献强调支架头端应放置于憩室或囊肿内，达到维持切开创口和引流的目的，但实际操作中支架未必能够维持在理想位置。支架位置并未影响治疗效果，取出时间也与普通输尿管镜无异。

　　无论是憩室还是肾盂旁囊肿，软镜治疗后都需随访，包括憩室或囊肿体积变化及腔内结石排出。尽管此类病变的处理报告不少，但多为回顾性的队列研究，观察期、体积变化和肾功能影响等方面的评估标准尚不明确。

第三节　上尿路尿路上皮肿瘤的输尿管镜诊疗

　　上尿路尿路上皮癌（UTUC）是尿路上皮肿瘤的一部分（图5-14），由于发病率不高、隐匿、处理手段有限，其诊疗既往主要依靠影像学和开放手术。随着内镜微小化、可弯曲、激光性能提高和操作技术不断完善，输尿管镜在 UTUC 的诊断和治疗地位不断提高，越来越多的上尿路腔内肿瘤活检、消融正在得到应用，临床的证据不断向有利于腔内治疗的方向转变。

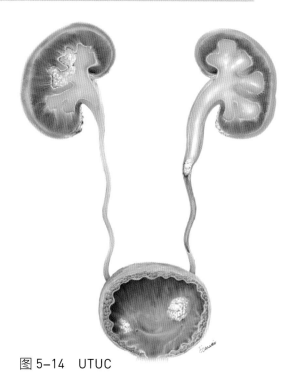

图 5-14　UTUC

一、输尿管镜活检术

UTUC 的经典治疗是肾输尿管全程及膀胱袖状切除（radical nephrouretorectomy 或 RNU），一般认为依据临床和影像学诊断后多可确诊。输尿管镜活检术具有在 RNU 之前明确肿瘤的性质和范围，并协助判断是否能够实施保肾手术等优势。不过，UTUC 输尿管镜活检术后膀胱癌复发率报告较高，宜予重视。

1. 半硬镜活检术

半硬镜逆行进入输尿管到达肿物，以活检钳抓取或取石篮（更适于突出腔内的肿瘤）套取组织送检，可多次重复取得尽量多的组织（图 5-15）。

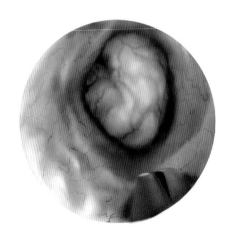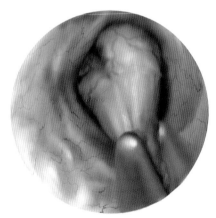

图 5-15 半硬镜取活检

2. 软镜活检术

适于肾内或半硬镜难以到达的近段输尿管肿物。软镜系统性观察并到达肿物，以取石篮套取组织送检（图 5-16）。

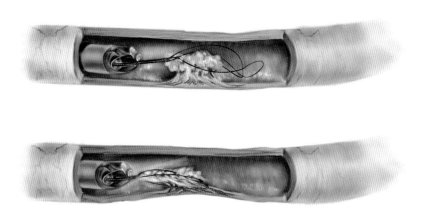

图 5-16　软镜取活检

二、输尿管镜下肿瘤消融术 / 切除术

输尿管镜下肿瘤消融术 / 切除术（ablation/resection）是指在直视下以激光对 UTUC 进行切割或汽化以达到清除肿瘤目的。常用激光类型为钬激光或铥激光。

1. 适应证

1.5 ~ 2cm、低级别、低分期、单发的 UTUC 或姑息保肾的 UTUC（孤立肾、功能性孤立肾或无法耐受 RNU 的病例）。

2. 术前准备

除一般性评估，还需取得尿液分析、尿培养、尿脱落细胞学、完善的影像学、肿物的病理（如可能）等。

3. 消融或切除的步骤

以已病理证实的 15mm 单发肾盂 UTUC 为例介绍，如图 5-17 所示。

（1）半硬镜逆行探查，放置双导丝；沿工作导丝放置通道鞘。

（2）软镜经通道鞘进入上尿路，系统探查后定位于肾盂肿瘤，观察位置、

113

大小、是否有蒂以及血运情况（NBI）。

（3）以取石篮套取部分瘤冠送检：以激光（钬）距离肿瘤5mm切开肾盂黏膜，适当潜行并适时切开基底两侧黏膜，使肿瘤及基底完全抬起；同时封闭供血血管。

（4）再次以取石篮抓取整个瘤体并取出体外。

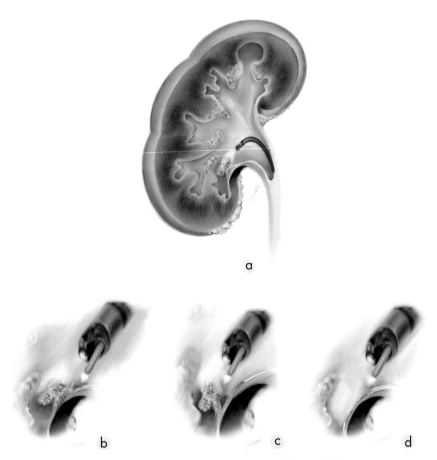

图 5-17 软镜肾盂肿瘤消融术（切除术）

a. 软镜探查肿瘤；b. 激光切割肿瘤基底；c. 切开并潜入肿瘤下方；d. 激光修饰切缘

（5）激光对边缘适当修整，观察是否肿瘤残留；取出漂浮残屑并适当盥洗。

（6）退镜和通道鞘，放置支架和尿管。

注意：肿瘤位置固定、血运差距大，因此，UTUC 消融对术者经验和设备器械要求高，操作次序和应用器械应个体化。

注意：尽管有输尿管良性息肉病腔内治疗的成功报告，但其往往多发和并发套叠，开放或腹腔镜切除再吻合仍是主要治疗方式。

4. 术后处理

（1）常规处置：观察尿液颜色及尿量，检测生命体征。无活动出血、感染等，处置与普通输尿管镜手术类似。

（2）灌注治疗：取得最终病理后，有学者建议依照膀胱肿瘤进行腔内灌注以降低复发。但上尿路灌注困难，因此方法有经支架反流或输尿管导管滴注等，药物有丝裂霉素、卡介苗。由于缺乏明确证据，因此低级别 UTUC 可不常规上尿路灌注。

（3）随访复查：按照手术所见及病理制订随访计划，包括尿细胞学、影像学、膀胱镜和输尿管镜等，术后第 1 年输尿管镜复查至少 1 ～ 2 次，第 2 年 1 次。如为高级别、多发肿瘤等，除灌注外需行严格的输尿管镜复查。一旦复发应考虑 RNU。

输尿管镜技术总结

输尿管镜技术是一种微创和有效的诊疗手段，已成为泌尿外科高级内镜技术的必修课。为安全、有效和有针对性地实施，输尿管镜发展出繁多的种类和多样的器材，全面的知识学习和严格的技能训练仍是掌握技术的关键。在熟练掌握的条件下，泌尿专科医生可以对尿路结石、输尿管狭窄、部分上尿路肿瘤等诸多专科疾病进行有效干预，而且还可辅助其他外科手术，如经皮肾镜、腹腔镜等，使之成为泌尿外科微创诊疗的重要方面之一。

由于处理的病变广泛、变异性大，输尿管镜技术在应用中需要结合患者具体情况、器械和设备以及医生的操作经验，其中病例选择至关重要。虽然输尿管镜技术已使泌尿内镜微创诊疗水平大幅提升，此项技术也存在应用边界，伴随着严重并发症的风险。因此，操作者应以合理应用、审慎实施、"知难而退"、个体化施治为原则，带给患者最大化利益。

和其他微创技术类似，围绕输尿管镜的科技仍在进化和演变。新材料、虚拟现实、混合现实、3D 打印、机器人（机械手臂）等已在辅助培训、手术导航、优化操控等方面做出探索。在不断创新的大背景下，更多新型甚至颠覆性的迭代或蜕变可能在将来出现，编者将与广大读者共同关注和期待。